Robert Maier (Ed.)

Liber de Coquina

Il libro della buona cucina

Liber de Coquina

Il libro della buona cucina

curato, tradotto e commentato da
Robert Maier

Indice

L'immagine di copertina mostra un frammento della Tapisserie de Bayeux, in cui il vescovo Odo benedice il cibo prima del pasto (ET HIC EPISCOPUS CIBṼ ET POTṼ BENEDICIT). Fonte: http://upload.wikimedia.org/wikipedia/commons/d/dc/Bayeux_Tapestry_scene43_banquet_Odo.jpg

Prefazione a questa edizione

Dopo che la prima edizione stampata bilingue del "Liber de Coquina", pubblicata dodici anni fa presso la casa editrice F. S. Friedrich di Francoforte sul Meno, sembrava ormai esaurita, è sorta molto rapidamente la domanda su come e in che misura questo lavoro potesse comunque essere reso disponibile per coloro interessati alla cucina medievale.

Al fine di garantire che questa opera chiave dell'arte culinaria medievale sia disponibile anche in futuro in formato stampato, ho deciso di renderla disponibile tramite una edizione KDP, nella speranza che trovi altrettanti amici quanto l'edizione originale.

Questa edizione qui presente corrisponde per la maggior parte alla terza edizione dell'originale. Solo alcuni errori sono stati corretti e la formattazione è stata leggermente adattata al nuovo formato.

Amici italofoni dell'arte culinaria medievale mi hanno espresso il loro desiderio di avere un'edizione bilingue del "Liber de Coquina" con una traduzione italiana negli ultimi anni. Pertanto, ho deciso di soddisfare finalmente questa richiesta con la presente edizione. La versione iniziale di questa traduzione italiana è stata preparata utilizzando ChatGPT e è stata revisionata da Veronica Picotti.

Sarei quindi felice se questa offerta stimolasse un ulteriore interesse per questo punto di riferimento della storia culinaria.

Freising, gennaio 2017

Robert Maier

Prefazione alla prima edizione

Il "Libro della buona cucina", un antico "nuovo" libro di ricette ...

Come tradurre al meglio il titolo "Liber de Coquina"? Tradurre semplicemente "Coquina" con "cucina" sarebbe banale, poiché si tratta di svelare al lettore le migliori ricette. Pertanto, ho scelto il titolo attuale.

Il "Libro della buona cucina", che qui viene presentato per la prima volta in una traduzione completa, è stato scritto o trascritto poco dopo il 1300 e ci è pervenuto insieme ad alcuni scritti medici e agricoli in due codici che si trovano oggi alla Bibliothèque Nationale di Parigi. È composto da due parti, che chiaramente provengono da due autori diversi, ma che già all'epoca furono unite in un'unica opera. L'autore della prima parte ci fornisce persino - cosa insolita per un libro di cucina - un piccolo sguardo sulla sua biografia e le motivazioni che lo hanno spinto a scrivere questo libro di cucina. Tuttavia, non fornisce alcun indizio sulla sua identità, così come l'autore della seconda parte che non dice nulla su se stesso.

Considerando la moltitudine di libri sulla vita nel Medioevo pubblicati negli ultimi decenni in Europa e l'interesse generale per l'originale per eccellenza, che spazia dalle esecuzioni di musica bachiana su strumenti antichi alle rievocazioni medievali estive e alle vacanze "storiche" su vecchie navi a vela, ci si chiede presto perché le fonti effettive da cui attingiamo le nostre conoscenze siano solo in piccola parte accessibili. Questo vale anche per l'arte culinaria medievale. Sebbene siano stati pubblicati molti lavori sulla cucina e il cibo nel Medioevo, che includono ricette esemplari tratte da varie fonti, spiegazioni sulla situazione di approvvigionamento dell'epoca, sui menu e sulle usanze a tavola, è difficile trovare i testi completi dei libri di cucina e spesso solo nelle lingue originali, che sia l'antico francese, il medio alto tedesco, il latino o addirittura l'arabo. Spero che questa traduzione possa contribuire in piccola parte a rendere accessibile quest'opera così importante per la cultura culinaria europea a un pubblico più ampio.

Quando ho cominciato ad interessarmi alla cucina medievale, oltre alla cucina romana, internet era ancora ai suoi inizi e condurre ricerche significative attraverso di esso era fuori discussione. Pertanto, ho dovuto ottenere le mie informazioni attraverso i libri, il che spesso richiedeva frequenti visite alle biblioteche. In uno dei libri che ho scoperto – una ristampa dell'edizione di Pichon e Vicaire del "Viandier" e degli "Enseignements" – ho letto una nota sull'esistenza di un libro di cucina latino che precedeva gli "Enseignements" nello stesso codice.

Questo è il lavoro che viene presentato qui, ossia il "Tractatus de modo preparandi et condiendi omnia cibaria". Solo in seguito mi sono reso conto che si trattava forse del più antico e sicuramente del più completo lavoro sopravvissuto sull'arte della cucina del periodo medievale.

All'inizio del mio impegno piuttosto non sistematico con il contenuto del "Tractatus", non ero ancora familiare con la trascrizione di Marianne Mulon del testo originale. Così, il mio tentativo di creare una trascrizione basata sulla copia difficile da leggere di uno dei due manoscritti (manuscrits latin # 7131 della Bibliothèque nationale di Parigi) è proceduto lentamente ed è stato segnato da dubbi sulla correttezza della mia interpretazione. Sono quindi ancora più grato a Marianne Mulon per la sua eccellente trascrizione, che ha dissipato molti dubbi, e a Sabine Mahr e Kai Sprenger per avermi fatto notare anni fa.

Desidero inoltre esprimere la mia gratitudine, soprattutto, alla mia famiglia e in particolare a mia moglie per avermi sopportato anche quando ero impegnato a tradurre ricette latine fino a tarda notte, cosa che è successa sempre più spesso.

Naturalmente, devo anche ringraziare il mio editore Felix Friedrich, che ha dovuto esercitare pazienza più volte quando il lavoro – che era già stato rinviato diverse volte – non era ancora pronto entro la scadenza sperata.

Ma ora è qui e spero che presto goda di grande popolarità tra gli esperti del settore, così come tra coloro che devono ancora conoscerlo.

Freising, giugno 2005.

Robert Maier

Introduzione

La cucina d'Europa

La letteratura culinaria europea ha inizio con l'opera famosa "De re coquinaria" ("Sull'argomento della Cucina") dello gourmet romano Apicio, che è stata conservata in una versione risalente al IV secolo.

Tuttavia, abbiamo anche frammenti più antichi di letteratura culinaria che sono stati conservati. Il più antico è un frammento di una raccolta di ricette della Mesopotamia che risale a circa 3.700 anni fa. Inoltre, ci sono alcune ricette scritte in greco risalenti al IV secolo a.C. Tuttavia, possiamo dire che "De re coquinaria" con le sue circa 500 ricette è il primo vero libro di cucina. Dopo "De re coquinaria", non ci sono stati significativi libri di cucina in Europa per molti secoli, almeno nessun altro libro di cucina è pervenuto fino alla fine del XIII secolo. Occasionalmente, si possono trovare resoconti o liste della spesa da cui possiamo dedurre cosa mangiavano le persone – principalmente la nobiltà – in quel periodo. Tuttavia, è raro saperne di più sulla preparazione. Solo all'inizio del XIV secolo iniziò la produzione graduale, poi sempre più vivace, di raccolte di ricette di ogni tipo, la maggior parte delle quali veniva già scritta nelle rispettive lingue nazionali.

Uno dei primi libri di cucina a conquistare le cucine d'Europa dopo questo lungo periodo di silenzio culinario è il "Liber de Coquina" o "Libro della buona cucina", una raccolta di ricette piuttosto insolita del tardo Medioevo. Composta da due parti indipendenti, il "Tractatus" e il vero e proprio "Liber de Coquina", è uno dei libri di cucina più estesi che sia stato conservato di quel periodo. Essendo scritto in latino, che non è stato il destino della maggior parte delle opere successive, entrambe le parti del nostro libro di cucina si distinguono dai loro contemporanei. E non solo: è anche la prima testimonianza di una cultura culinaria europea diversificata e influenzata regionalmente, che conosciamo e apprezziamo ancora oggi.

Fornire un'ampia panoramica della letteratura culinaria europea antica e medievale in questo punto sembra quasi impossibile data la quantità di libri di cucina e raccolte di ricette pubblicate a partire dal XIV secolo, e supererebbe la portata di questo opuscolo. Coloro che desiderano approfondire la storia culturale della cucina sono invitati a consultare le opere di Massimo Montanari, Bruno Laurioux e Odile Redon. Inoltre, i riferimenti forniscono alcune edizioni di altri libri di cucina medievali.

A questo punto, cercherò solo brevemente di fornire una cronologia delle opere più importanti fino all'inizio del XV secolo:

~1700 a. C.	Ricette dalla Mesopotamia	(Mesopotamia - oggi Iraq)
III secolo a. C.	Archestatos, "'Ηδυπάθεια" ("Vita di lusso")	(Grecia)
I-IV secolo	Apicius, "De re coquinaria" ("L'arte culinaria")	(Impero Romano)
VI secolo	Anthimus, "De observatione ciborum" ("Regole per la preparazione del cibo")	(Regno dei Franchi)
VII-IX secolo	*(Nella letteratura europea dei libri di cucina, c'è un vuoto di quasi 700 anni durante i quali nessuna letteratura di libri di cucina è stata conservata!)*	-
X-XII secolo	Alcuni libri di cucina arabi, come per es. "Kitab al-Tabikh wa-islah al-Aghdiyah al-Ma'kulat"	(Medio Oriente)
Fine XIII secolo	"Libellus de arte coquinaria" ("Piccolo libro sull'arte della cucina")	(Danimarca)
Intorno al 1300	"Tractatus"	(Francia)
Intorno al 1300	"Liber de coquina"	(Italia)
Intorno al 1300	"Enseignements"	(Francia)
1350	"Buoch von guoter spise" ("Libro del Buon Cibo")	(Würzburg, Germania)
Intorno al 1380	Taillevent (Guillaume Tirel), "Viandier"	(Francia)
Intorno al 1393	"Ménagier de Paris"	(Francia)
Intorno al 1400	"Libro della cucina"	(Italia)
Intorno al 1400	"Frammento di un Libro di Cucina del Sec. XIV"	(Italia)

Tab. 1: Cronologia dei libri di cucina più famosi dall'inizio all'inizio del XV secolo

La significativa lacuna tra il VI o IV secolo (la lettera di Anthimus sulle regole per la preparazione del cibo non è effettivamente un libro di cucina) e la rinascita della letteratura europea dei libri di cucina nel XIII secolo può essere spiegata da vari fattori. Da un lato, la vecchia cucina romana è sopravvissuta parzialmente, specialmente nell'Impero Romano d'Oriente, fino agli inizi del Medioevo, così che oltre a questa opera standard, che probabilmente ha avuto molte edizioni, difficilmente era necessaria un'altra letteratura. Gli "Apici excerpta a Vinidario viro inlustri", che sono estratti da un'edizione altrimenti sconosciuta di Apicio, sembrano essere stati creati solo nel VII secolo. Le copie sopravvissute dell'opera di Apicio risalgono al IX secolo. D'altro lato, la situazione di approvvigionamento in Europa centrale tra il X e il XII secolo era in parte così povera che la maggior parte delle persone probabilmente si preoccupava più di procurarsi il cibo stesso che di prepararlo. Nel XI

secolo, un periodo di condizioni climatiche molto sfavorevoli con precipitazioni insolitamente elevate portò a inondazioni estese e diverse carestie in Europa centrale.

In generale, le condizioni climatiche, così come la capacità di ottenere ingredienti esotici, che di solito richiedevano la vicinanza a un porto marittimo, sono state essenziali per lo sviluppo della cucina regionale. Mentre in Italia, specialmente nel Sud Italia, troviamo un'enorme varietà di ingredienti diversi, ad eccezione di datteri e spezie esotiche, l'approvvigionamento di verdure fresche nelle regioni settentrionali è quasi un problema insolubile. Ciò può essere osservato nelle ricette del "Libellus de arte coquinaria" danese del XIII secolo. Per la maggior parte dei piatti, non vengono utilizzate erbe fresche o verdure, solo carne e ingredienti che possono essere conservati più a lungo. Una differenza simile è presente nel nostro libro di cucina. Mentre la prima parte, il "Tractatus", affronta con cautela gli ingredienti esotici, sembrano essere più facili da ottenere per l'autore della seconda parte, il "Liber de Coquina". Le regole e le consuetudini religiose hanno anche un'influenza molto importante sulla cultura culinaria. Le norme religiose si manifestano principalmente nella divisione dei piatti per i giorni di carne e di digiuno nei libri di cucina europei. Altrimenti, il cristianesimo è relativamente liberale quando si tratta di cibo.

"Liber de Coquina" – "Il libro della buona cucina"

Questo libro di cucina, con oltre 250 ricette, è il più completo dall'opera di Apicio, "De re coquinaria", e contiene addirittura più ricette rispetto al "Viandier" di Taillevent.

All'esaminare il testo originale, si può notare che il libro di cucina non ha un titolo effettivo. Invece, si trova la seguente nota all'inizio: "Incipit tractatus de modo preparandi et condiendi omnia cibaria et potus que communiter comeduntur et bibuntur qui intitulatur ab aliquibus liber de coquina." ("Qui inizia il trattato sul modo di preparare e condire tutti i cibi e le bevande comunemente mangiati e bevuti, che alcuni chiamano 'Libro di Buona Cucina.'").

Il nostro libro di cucina contiene due parti indipendenti che evidentemente provengono da autori diversi. Questo è già evidente dalla divisione dei capitoli. Tuttavia, le due parti sono state combinate in un'unica unità nei due manoscritti sopravvissuti. La prima parte è generalmente indicata come il "Tractatus", mentre la seconda parte è chiamata il "Liber de Coquina". Entrambi i titoli provengono dalle

note che l'editore ha aggiunto ai margini del manoscritto probabilmente più antico A, e in inchiostro rosso nel testo del manoscritto B. Dalla nota all'inizio del "Tractatus", apprendiamo che il titolo "Liber de Coquina" è stato anche utilizzato da alcune persone per l'intero lavoro. Allo stesso tempo, possiamo dedurre da questo commento che il nostro libro di cucina deve aver avuto un certo grado di popolarità e deve essere stato creato alcuni anni prima dei manoscritti sopravvissuti.

Tuttavia, diventa chiaro che le due parti erano originariamente opere separate quando si considera che un'altra copia della seconda parte, cioè il "Liber de Coquina", è stata conservata nella biblioteca di Halberstadt fino alla sua distruzione durante la Seconda Guerra Mondiale. Inoltre, nell'esaminare il "Libro della cucina", un libro di cucina creato intorno al 1400 che contiene un maggior numero di ricette tratte dal "Liber de Coquina" in traduzione italiana.

Datare il "Tractatus" o il "Liber de Coquina" non è semplice. Nel testo non ci sono riferimenti diretti o indiretti al momento della loro creazione, e gli autori di queste due opere non sono stati ancora identificati. Sulla base della grafia, si ritiene che il manoscritto A sia stato creato all'inizio del XIV secolo, mentre il manoscritto B è stato creato un po' più tardi. Il manoscritto A è molto più semplice nel design, e le lettere sono molto piccole, mentre il manoscritto B è più elaborato nel design e molto più facile da leggere. Un altro indizio sulla datazione dei manoscritti è la presenza di opere di altri autori su argomenti medici, dietetici e agricoli, che possono essere datate più accuratamente. Questi indicano anche che i manoscritti sono stati creati intorno al 1310.

Tutto suggerisce che entrambe le versioni sopravvissute siano copie di un testo originale più antico. In questo senso, è probabile che il "Libro di Buona Cucina" sia almeno tanto vecchio quanto il frammento danese molto meno esteso del "Libellus de arte coquinaria" (solo i titoli delle ricette sono in latino, mentre le ricette stesse sono scritte in danese, il che suggerisce a sua volta una fonte più antica), che fino ad ora deteneva l'onore di essere il libro di cucina più antico dell'Europa medievale.

Se si trascurano le descrizioni frammentarie di banchetti e gli elenchi di ingredienti acquistati nei libri contabili, il nostro libro di cucina rappresenta senza dubbio uno dei primi documenti di una cucina europea completamente sviluppata e regionalmente diversificata.

Linguisticamente e stilisticamente, le due parti del nostro libro di cucina non differiscono significativamente. Come è comune nei libri di cucina, molte ricette sono piuttosto monotone: c'è quasi nessuna variazione nella scelta delle parole e le singole istruzioni sono di solito connesse con "et", "deinde" o "postea". Ho cercato di mantenere queste caratteristiche il più possibile, anche se ciò non significa sempre un guadagno estetico.

Sia la prima sia la seconda parte sembrano essere state tratte da raccolte di ricette precedenti o assemblate da diverse epoche di registrazione. Ciò è indicato dalla scelta delle parole e dall'ortografia: ci sono parole e frasi che appaiono solo in determinate sezioni (ad esempio, alium e alleum, frissare invece di frigere, ecc.).

Chiunque cerchi informazioni sulla quantità in questo libro di cucina sarà generalmente deluso, come accade con molti vecchi libri di cucina. Per la maggior parte delle ricette, come nel grande predecessore "De re coquinaria" di Apicio, si tratta semplicemente di un elenco degli ingredienti necessari e di alcuni suggerimenti sulla preparazione.

È solo nei libri di cucina successivi, come la pubblicazione del 1887 di Olindo Guerrini intitolata *Frammento di un Libro di Cucina del Sec. XIV*, che troviamo informazioni sulla quantità più precise. Lì, gli ingredienti sono calcolati per 12 persone in diverse ricette, e persino per 20 persone in due ricette. Possiamo presumere un numero maggiore di commensali anche per il nostro libro di cucina.

"Tractatus"

La prima parte, il cosiddetto "Tractatus" (in assenza di un titolo più significativo), probabilmente proviene da un autore francese o almeno da qualcuno che ha trascorso molto tempo nelle regioni settentrionali della Francia. In ogni caso, il "Tractatus" era probabilmente destinato principalmente a un pubblico francese, come indicato dalla frequente menzione del burro come ingrediente, che non era molto comune (e ancora non lo è) nel sud, così come le frequenti traduzioni in francese di termini latini. Alcuni ingredienti, come "pleiz", sono conosciuti all'autore solo col loro nome francese. È anche sorprendente che nel "Tractatus" siano menzionate relativamente poche verdure, e non vengono menzionate ricette speciali per i giorni di digiuno, anche se c'è un capitolo sulla preparazione di pesce e altri piatti per i giorni di digiuno.

Sfortunatamente, non abbiamo ulteriori indizi che potrebbero aiutare a restringere l'identità dell'autore. Secondo la sua stessa affermazione nella prefazione del "Tractatus", ha raccolto il materiale per esso nel corso di molti anni. Probabilmente non era un professionista nel campo, ma piuttosto un contemporaneo nobile e ragionevolmente istruito che era spesso in movimento, anche in diversi paesi, a causa del suo incarico. Possiamo anche escludere la possibilità che fosse un medico, dato il suo commento che lascia la valutazione medica del cibo ai medici. Quello che abbiamo ora tra le mani è quindi probabilmente l'elaborazione di una raccolta di appunti che ha accumulato nel tempo.

L'autore del "Tractatus" aveva abbastanza buone competenze in latino, adeguate per il suo tempo. Tuttavia, ciò non è evidente in tutto il lavoro poiché probabilmente lo scrisse in modo affrettato e non lo revisionò successivamente. A volte, le ricette danno un'impressione un po' caotica. Mentre molte sono scritte in latino comprensibile, in altre inciampa, aggiunge ingredienti che chiaramente aveva dimenticato prima, è negligente nella grammatica e talvolta, specialmente nell'introduzione, tende a uno stile artificiale. A volte, quando non conosceva una parola latina, ne usava una francese al suo posto. Come scrive nella sua prefazione, la raccolta di ricette era destinata a un pubblico più ampio e si basa su una serie di appunti che ha preso durante i suoi soggiorni presso diverse corti per molti anni. Questo spiega anche le significative differenze di stile e scelta delle parole che possono essere osservate tra i singoli capitoli.

Marianne Mulon ha già sottolineato che alcune delle ricette nel "Tractatus" per migliorare il vino si trovano quasi parola per parola nel "Viandier" di Taillevent. Tali ricette erano già incluse nel "De re coquinaria" di Apicio ed erano adattate alle esigenze della lettura dell'epoca, che non aveva accesso ai metodi di conservazione e alle strutture di acquisto di oggi che rendono la vita più facile per noi in ogni modo. Altri libri di cucina, come il danese "Libellus de arte coquinaria", forniscono a volte informazioni su quanto tempo possono essere conservate le salse finite.

Nel "Tractatus", le ricette erano in gran parte classificate in base a considerazioni dietetiche o al tipo di piatto, iniziando con il vino, poi pollame e carne, seguiti da piatti di pesce, piatti per l'alta società e infine legumi, pasticceria, salse e altri elementi.

"Liber de Coquina"

Il "Liber de Coquina", che contiene circa il doppio delle ricette del "Tractatus" e deve il suo nome a una nota a margine all'inizio del primo capitolo ("Incipit liber de coquina..."), è probabilmente stato scritto da un autore di origine italiana, esperto anche nel campo della cucina europea, probabilmente persino un cuoco professionista. Questo è indicato dalla classificazione dei piatti in base al livello di difficoltà nella preparazione e al riferimento a un maestro ("dominus") a cui le grandi torte alla fine del "Liber de Coquina" dovevano essere servite - non erano destinate a una casa normale. Particolarmente degno di nota è l'uso di ingredienti distintamente mediterranei, come limoni e arance, che probabilmente erano una novità all'epoca ma vengono utilizzati frequentemente nel libro di cucina.

Che il "Liber de Coquina" sia stato scritto in latino è piuttosto sorprendente in queste circostanze, poiché l'istruzione in latino non faceva normalmente parte della formazione di un cuoco. È possibile che si tratti di una traduzione dall'italiano. In tal caso, è abbastanza concepibile che il libro di cucina sia di diversi anni più vecchio e che una versione originale possa essere stata creata già nel 1250 o prima. Anna Martellotti sostiene nel suo libro "I Ricettari di Federico II" (vedi riferimenti) che la versione originale del "Liber de Coquina" sia già stata creata alla corte di Federico II.

Le ricette del "Liber de Coquina" sono più sofisticate e mostrano il lavoro in una cucina professionale (ad esempio, quando si menziona che gli ingredienti possono essere conservati per altri piatti), ma sono solitamente più compatte rispetto a quelle del "Tractatus", e l'autore omette spesso passaggi che considera ovvi.

Ci sono diverse indicazioni che il "Liber de Coquina" sia stato portato alla sua forma attuale alla corte di Carlo II d'Angiò a Napoli tra il 1285 e il 1309. Questo spiegherebbe anche l'influenza della cucina orientale, che è evidente in alcune ricette, dato che c'erano eccellenti relazioni tra il sud Italia, specialmente Amalfi, e l'Oriente almeno dal X secolo, che è anche la ragione per la coltivazione particolarmente intensiva degli agrumi nella regione intorno ad Amalfi e Sorrento, e molto probabilmente per il loro frequente utilizzo nel "Liber de Coquina". Purtroppo, a causa della distruzione dell'Archivio Angioino a Napoli e di un'altra copia del "Liber de Coquina" nella biblioteca di Halberstadt durante la Seconda Guerra Mondiale, mancano elementi importanti che potrebbero consentire una determinazione più precisa della sua origine e età.

In una nota preliminare al "Liber de Coquina", l'autore suggerisce che la difficoltà di preparazione fosse un criterio per classificare le ricette in categorie come verdure, pollame, piatti a base di farina e uova, pesce e piatti realizzati con vari ingredienti (ad esempio, grandi pasticcerie). Ciò suggerisce che il suo interesse per l'arte culinaria non fosse puramente personale. Se fosse davvero un cuoco professionista, è molto possibile che il "Liber de Coquina" sia la traduzione latina di un libro di cucina originariamente scritto in italiano. Alcuni indizi si possono trovare nel "Libro della cucina", che contiene molte ricette che si trovano già nel "Liber de Coquina".

Dopo il "Liber de Coquina" nel manoscritto A c'è un altro libro di cucina relativamente breve scritto in francese, chiamato "Enseignements qui enseingnent a apareillier toutes manieres de viandes" o "Enseignements" per abbreviazione, che gli studiosi di lingue romanze datano alla fine del XIII secolo. Questo è interessante perché fornisce un altro libro di cucina dello stesso periodo per il confronto.

Questa edizione del "Libro di Buona Cucina"

Nonostante questo libro di cucina contenga due parti, la prima delle quali è comunemente chiamata "Tractatus" nella letteratura e la seconda "Liber de Coquina", ho deciso di seguire la nota all'inizio del "Tractatus" e dare all'intero opuscolo il titolo "Liber de Coquina – Libro di Buona Cucina".

Non è un compito facile intraprendere una traduzione del "Liber de Coquina", poiché contiene molte cose che non sono facilmente comprensibili. Nonostante i dubbi su alcune traduzioni, mi è sembrato importante rendere questo lavoro accessibile agli interessati attraverso una traduzione, in modo che potesse sfuggire all'ombra dell'oblio per almeno un breve momento.

In questa edizione, ho fuso la numerazione dei capitoli del "Tractatus" e del "Liber de Coquina", principalmente per facilitare la ricerca delle ricette e prevenire confusione nell'indice, ma anche perché entrambi i libri di cucina, sebbene quasi certamente scritti da due autori diversi, erano già intesi come un'unità nei manoscritti A e B.

Ho in gran parte mantenuto la divisione e la numerazione delle ricette stesse, che è stata fatta da M. Mulon ma non sempre mi sembra coerente, al fine di evitare difficoltà nella ricerca di singole ricette. Molte ricette non hanno un titolo separa-

to, e alcune hanno ricevuto un titolo solo in seguito sui margini, che in questa edizione sono in corsivo e posti tra parentesi graffe.

Gli Ingredienti e le Ricette

Una delle principali domande quando si tratta di cucina medievale è senza dubbio da dove provenga effettivamente questa cucina. Prima del "Tractatus" e del "Liber de Coquina", non esiste una letteratura europea riconoscibile di libri di cucina dal VI secolo, cioè dal "De observatione ciborum" ("Regole per la preparazione del cibo") di Antimo. Tuttavia, le copie sopravvissute del "De re coquinaria" di Apicio risalgono al IX secolo, indicando che singole copie di questo libro di cucina dovevano ancora circolare in quel periodo. Sappiamo anche che la cucina antica continuò ad essere praticata nell'Impero Romano d'Oriente per molto più tempo. Ad esempio, il Geoponika, un'enciclopedia agricola risalente al X secolo, descrive il metodo per fare il garum, la nota salsa di pesce romana. Tuttavia, ci sono solo pochi punti di contatto tra le ricette antiche e quelle presentate qui, quindi possiamo presumere che abbiamo in gran parte perso circa 600 anni dello sviluppo dei gusti europei. Tuttavia, troviamo occasionalmente reminiscenze della cucina antica nei libri di cucina medievali, come nel "Tractatus", dove una ricetta per composta di pere o mele (4.6) è quasi identica a "patina de piris" di Apicio (Apic. 4.2.35). Il modo di preparare le grandi paste, cioè le torte di carne a strati nello stile della lasagna, con gli strati separati da uno strato di pasta, è stato conservato anche dall'era apiciana. La somiglianza si può notare nelle ricette per la "torta al Parmigiano" (10.6) e la "patina Apiciana" ("casseruola in stile apiciano", Apic. 4.2.14).

Molte delle ricette descritte qui nel "Tractatus" e nel "Liber de Coquina" suonano piuttosto moderne, mentre altre sollevano dubbi sulla commestibilità delle preparazioni, specialmente quando vediamo le combinazioni di spezie molto insolite, come il coniglio arrosto con cipolle, abbondante pepe, cannella, noce moscata, chiodi di garofano, galanga e cardamomo (2.11, il cittadino comune dovrebbe usare solo pepe e cannella) o salsa per pollame con cannella, noce moscata, succo di lime o melograno e zafferano (7.32). Ciò che disturba principalmente il nostro palato in queste ricette è l'aggiunta di cannella, che non usiamo più per i piatti di carne. Queste miscele di spezie sono in qualche modo simili alle moderne varianti di curry, a cui ci siamo già abituati grazie ai numerosi ristoranti indiani in Europa. Inoltre, la divisione tra piatti salati con carne, pesce o verdure e piatti dolci con uova, farina e frutta non era molto pronunciata in quel periodo. Pertanto, troviamo alcune combinazioni di ingredienti che sembrano abbastanza strane per la

nostra cucina europea moderna, che tende a evitarle. Ad esempio, i piatti di carne zuccherati erano generalmente comuni nel Medioevo, come nel caso di Apicio. Una ricetta per il Blancmanger era presente in quasi ogni libro di cucina. Un'eccezione all'uso di dolcificanti sono gli "Enseignements", in cui lo zucchero è usato solo raramente, e il miele non appare affatto, ma anche lì troviamo una ricetta per il Blancmanger con lo zucchero. Tuttavia, gli "Enseignements", specialmente per quanto riguarda l'uso profuso di pepe, zenzero e cannella, hanno uno status speciale rispetto agli altri libri di cucina. Il "Tractatus" e il "Liber de Coquina" seguono in gran parte la tendenza del gusto usuale, che possiamo vedere anche in altri libri di cucina dell'epoca. Quest'ultimo sembra essere più avanzato nel "Liber de Coquina", come possiamo vedere dall'uso predominante dello zucchero e alcuni nuovi ingredienti per l'epoca (limoni, rosmarino, ecc.), anche se non si può negare una certa influenza della cucina orientale. Questo è confermato dalle ricette per "Limonia" (salsa al limone, 7.12), "Romania" (piatto di melograno, 7.14), e "Mammonia" (una sorta di Blancmanger con carne di montone, 7.47). In 9.3, troviamo mandorle, uvetta e datteri come ingredienti importanti della cucina saracena. Quest'ultima compare in un totale di 5 ricette nel "Liber de Coquina", ma non nel "Tractatus". Dal momento che i datteri praticamente non crescono in Europa, il loro utilizzo richiede relazioni commerciali con il Medio Oriente o il Nord Africa.

L'uso del pepe, considerato eccessivo da Apicio, diminuì lentamente durante questo periodo, cioè all'inizio del XIV secolo, e alla fine raggiunse un livello relativamente normale nel "Viandier" alla fine del XIV secolo. Le ricette per piatti di carne o pesce agro-dolci, così come le combinazioni di spezie agro-dolci-piccanti comuni nel libro di cucina di Apicio e che conosciamo dalla moderna cucina dell'Estremo Oriente, sono diventate anche più rare. Anche il cumino, molto popolare e frequentemente usato dai Romani, è sempre meno utilizzato, mentre levistico e timo non sono praticamente usati affatto. In questo senso, ci stiamo avvicinando già a una cucina europea moderna.

Interessanti sono le somiglianze e le differenze generali tra il "Tractatus", il "Liber de Coquina" e altri libri di cucina della fine del XIII e dell'inizio del XIV secolo, e naturalmente, il libro di cucina di Apicio. Queste somiglianze e differenze possono essere particolarmente ben documentate utilizzando le spezie e gli ingredienti regolarmente menzionati, che ho cercato di presentare nella tabella seguente.

Ho ordinato i libri di cucina qui in base alla frequenza relativa dell'uso del pepe, che potrebbe non essere un criterio ottimale, ma almeno porta Apicio all'inizio e il "Viandier" alla fine, dando l'impressione superficiale di un ordine cronologico. Si

potrebbe essere tentati di derivare una tendenza generale del gusto collettivo da questo, ma preferirei sconsigliarlo, poiché la frequenza degli altri ingredienti considerati non sembra seguire direzioni chiare.

	Apicius		Enseignem.		Tractatus		Buoch von guoter spise		Liber de Coquina		Libellus de arte coquin.		Viandier	
Numero di ricette	ca. 500		56		82		101		172		ca. 38		243	
Pepe	474	80%	37	66%	28	34%	26	26%	32	19%	7	18%	21	9%
Sale	63	13%	6	11%	33	40%	20	20%	47	27%	11	29%	33	14%
Carvi	116	23%	2	4%	8	10%	7	7%	5	3%	2	5%	4	2%
Prezzemolo	33	7%	7	13%	19	23%	9	9%	16	9%	2	5%	17	7%
Salvia	1	<1%	5	9%	15	18%	9	9%	1	<1%	2	5%	9	4%
Zenzero	16	3%	20	36%	19	23%	8	8%	11	6%	1	3%	46	19%
Cannella	0	0%	18	32%	16	20%	0	0%	9	5%	7	18%	29	12%
Zafferano	5	1%	13	23%	23	28%	17	17%	59	34%	6	16%	39	16%
Chiodi di garofano	1	<1%	5	9%	7	9%	2	2%	8	5%	1	3%	27	11%
Rosmarino	0	0%	0	0%	0	0%	0	0%	5	3%	0	0%	0	0%
Zucchero	0	0%	2	4%	1	1%	14	14%	24	14%	1	3%	29	12%
Miele	219	44%	0	0%	12	15%	15	15%	12	7%	2	5%	1	<1%
Burro	0	0%	0	0%	12	15%	17	17%	0	0%	1	3%	7	3%
Lardo / Pancetta	3	<1%	7	13%	30	37%	52	52%	57	33%	6	16%	17	7%
Olio	338	68%	3	5%	13	16%	1	1%	51	30%	2	5%	19	8%
Uova	101	20%	8	14%	6	7%	62	61%	33	19%	8	21%	44	18%
Cipolla	94	19%	3	5%	21	26%	4	4%	41	24%	1	3%	6	3%
Latte di mandorle	0	0%	5	9%	15	18%	32	32%	10	6%	[1]	[3%]	6	3%
Limoni / Lime	0	0%	0	0%	0	0%	0	0%	17	10%	0	0%	0	0%
Aceto	187	37%	13	23%	21	26%	14	14%	16	9%	12	32%	32	13%
Agresta / verjus	0	0%	9	16%	10	12%	2	2%	15	9%	[1]	[3%]	61	25%
Salsa Camelina	0	0%	2	4%	8	10%	0	0%	1	<1%	1	3%	36	15%

Tab. 2: Confronto della frequenza degli ingredienti e delle spezie in vari ricettari medievali. La prima colonna indica la frequenza e la seconda colonna mostra la proporzione approssimativa di piatti in cui l'ingrediente rispettivo è utilizzato. I ricettari sono ordinati in ordine decrescente in base all'uso del pepe. Il "Libro della cucina" non è stato incluso a causa della sua evidente somiglianza al "Liber de Coquina".

Il "Liber de Coquina" offre alcune primizie nella cucina europea: è la prima fonte conosciuta che utilizza maggiorana e rosmarino come spezie e succo di cedro e arancia amara come sostituto dell'aceto. Include anche due ricette per una forma precoce di Mortadella, istruzioni per la preparazione dei ravioli e una descrizione di un tipo di miscela simile al marzapane (alla sezione 10.7). Gli agrumi, tranne il

cedro, che era già presente nell'Italia meridionale nell'antichità, furono portati in Italia dai crociati dal Medio Oriente e erano già disponibili in Italia nel XII secolo.

Lo zucchero è uno degli ingredienti che ha cominciato ad essere usato in cucina durante il Medioevo. Si ritiene che l'uso dello zucchero in cucina sia stato influenzato anche dagli Arabi. In modo interessante, nel "Tractatus", lo zucchero viene utilizzato solo una volta per la preparazione del Blancmanger, mentre nel "Liber de Coquina" viene utilizzato il doppio rispetto al miele. Nel "Viandier", il miele viene menzionato solo una volta, mentre lo zucchero viene usato per dolcificare i piatti.

L'olio veniva utilizzato abbastanza frequentemente in entrambe le parti del nostro ricettario, sebbene ci sia una piccola differenza tra il "Tractatus" e il "Liber de Coquina", poiché nel "Tractatus" il lardo o addirittura il burro sostituivano più spesso l'olio. In altri ricettari medievali, l'olio veniva ancora più spesso sostituito da lardo o burro, quindi troviamo l'olio solo una volta nel "Buoch von guoter spise". Tuttavia, il burro non viene utilizzato affatto nel "Liber de Coquina", il che è probabilmente dovuto all'origine mediterranea di questa parte.

Le differenze nell'uso delle cipolle sono altrettanto degne di nota. Mentre sono comuni in Apicio e in entrambe le parti del nostro ricettario, giocano un ruolo più marginale negli altri libri di cucina.

L'uso o la menzione del pepe è molto illuminante: in Apicio, il pepe compare ancora in quasi tutte le ricette. È ancora molto comune negli "Enseignements", mentre Taillevent lo usa con più cautela nel suo "Viandier" e spesso utilizza al suo posto lo zenzero. Nel "Tractatus", il pepe viene menzionato quasi il doppio rispetto al "Liber de Coquina". Tuttavia, ciò potrebbe essere dovuto al fatto che spesso si nasconde nelle "species" (spezie) che vengono regolarmente utilizzate.

Nonostante una ricetta per la salsa *Camelina* sia fornita nel "Liber de Coquina", non viene altrimenti utilizzata, mentre è frequentemente utilizzata nel "Viandier" e nel "Tractatus".

Il basilico, ora così importante nella cucina italiana, compare solo una volta come ingrediente in una salsa di basilico e pepe (alla sezione 7.66).

A una visione più ravvicinata, il "Liber de Coquina" appare più moderno nell'uso di ingredienti e spezie nuovi rispetto al "Tractatus", che presenta una cucina più

tradizionale. Naturalmente, l'ambiente mediterraneo in cui è stato chiaramente creato il "Liber de Coquina" gioca anch'esso un ruolo decisivo.

Le ricette del "Libro della cucina"

Un certo numero di ricette tratte dal "Liber de Coquina", in particolare dai capitoli 6 e 7, ma anche altre, come la torta al Parmigiano (10.6), si possono trovare nel "Libro della cucina". Si tratta di una collezione piuttosto estesa di ricette creata intorno al 1400 e attualmente è di proprietà della Biblioteca Universitaria di Bologna. Quest'opera è ovviamente fortemente ispirata al "Liber de Coquina", ma non è semplicemente una traduzione, poiché l'autore ha introdotto le proprie idee. Ad esempio, l'autore del "Libro della cucina" ha modificato alcune ricette del "Liber de Coquina", come il brodo provenzale (7.4), ne ha aggiunte di nuove e ha adattato l'ordine della sua classificazione. Tuttavia, ha avuto qualche difficoltà a decifrare il testo originale in alcuni punti, o ha avuto a disposizione una diversa edizione del testo, il che è abbastanza possibile. Ciò si può osservare in alcune ricette, come le ricette per "Limonia" (7.12) e "Romania" (7.14), dove ha letto "amido" invece di mandorle ("amigdale"). In un'altra ricetta con fiori di fagiolo (6.32), la sua traduzione dice "con un cappone intero" invece di "con un intero pane" ("cum pane integro"). Inoltre, ha adottato una ricetta che conosciamo solo dal manoscritto A (7.21.2). Ciò suggerisce che ha preso il suo testo dal manoscritto A o, il che ritengo molto più probabile, da una versione ancora più antica, forse anche italiana, del "Liber de Coquina".

Vorrei mostrare qui, attraverso alcuni piccoli esempi, la qualità della corrispondenza tra il "Liber de Coquina" e il "Libro della cucina" (i numeri delle ricette sono indicati secondo il "Liber de Coquina"). Le parti in cui la versione latina non coincide con quella italiana sono segnalate rispettivamente:

Nr.	Liber de Coquina	Translation	Libro della cucina
6.32	Item: flores fabarum coque cum pane integro et pone, in fine decoctionis, lac amigdalarum, ova debatuta, piper, safranum, sal; et coquetur in bono vase.	Allo stesso modo, cuoci fiori di fagioli con un intero pane e, alla fine della cottura, aggiungi latte di mandorle, uova sbattute, pepe, zafferano e sale, e deve cuocere in un buon recipiente.	Altramente. Cuoceli i fiori di fave col cappone intero, e al fine de la cocitura, mettivi latte d'amandole e ova dibattute, pepe, zaffarano e sale; e cocansi in buono vaso.
6.33	{De fabis novellis:} fabas novellas fac bulliri et post, aqua eiecta, pone ad coquendum	{Di fave grosse precoci:} fai bollire le fave grosse precoci e successivamente, dopo aver drenato	Fave [*fresche*] novelle, falle bullire; e gittata via l'acqua, mettile a cocere con latte [*di*

cum lacte pecorino vel amigdalarum. Et ponas desuper ova batuta. *Et in scutellis potes ponere carnes salsas [minutissime incisas] vel lardellos, si volueris.*

l'acqua, mettile a bollire con latte di pecora o di mandorla. E versa sopra uova sbattute fino a farle diventare spumose. *E nelle scodelle puoi aggiungere carne o lardo salato [moltissimo finemente tagliato], se desideri.*

capra, o] di pecora, o latte d'amandole, *o con carne, bene spurata di sale. E mettivi ova dibattute,* e lardelli in scudelle, se vuoli.

7.9 {De brodio yspanico:} ad brodium yspanicum viride, accipe [*pullos vel quascumque*] aves vel carnes et lixa. Postea *ficatella eorum cum bonis speciebus et herbis viridibus bene tere, ovis batutis additis.* Et pone in brodio dictarum carnium ad bulliendum, cum brodio non debet esse nimis spissum.

{Del brodo spagnolo:} per il brodo verde spagnolo, prendi [pollo o qualsiasi] uccello o carne e falla bollire. Successivamente, schiaccia i loro fegati con buone spezie ed erbe verdi accuratamente, aggiungendo uova sbattute. E mettilo a cuocere nel brodo della carne menzionata, ma senza far diventare il brodo troppo denso.

Altramente a la spagnuola si fa brodo verde. Tolli uccelli, *fegatelli,* o carne, quantunche tu vuoli; lessali bene con bone spezie e erbe verdi pestate; e poi, aggiuntovi ova dibattute, polle nel detto brodo de la detta carne, e bollano. Il brodo non de' essere spesso.

7.12 {De limonia:} ad limoniam faciendam, suffrigantur pulli cum lardo et cepis. Et *amigdale mundate* terantur, distemperentur cum brodio carnis et colentur. Que coquantur cum dictis pullis et speciebus. Et si non habentur *amigdale,* spissetur brodium cum vitellis ovorum. Et si fuerit prope horam scutellandi, pone ibi succum limonum vel limiarum vel citrangulorum.

{Per la "Limonia" (salsa di limone):} Per preparare la "Limonia" (salsa di limone), rosola pollo con pancetta e cipolla. E le mandorle sbucciate vengono macinate, mescolate con brodo di carne e passate attraverso un setaccio. Questo dovrebbe cuocere con i suddetti polli e spezie. Se non ci sono mandorle, il brodo dovrebbe essere addensato con tuorli d'uovo. Ma quando è giunto il momento di versarlo nelle scodelle da portata, aggiungi succo di limoni, lime o arance amare.

Di limonia di polli. Friggansi li polli col lardo e cipolle, e pestisi *l'amido non mondo* e distemperesi col brodo de la carne [*del porco*], e colisi, e cocansi con li detti polli e spezie. E se non avessi *amido,* spessisi il brodo colle tuorla d'ova; e quando sirà presso l'ora del ministrare, metti in quello succhio di limoni, o di lomìe, o di cetrangole.

7.14 {De romania:} de romania, suffrigantur pulli cum lardo et cepis et terantur amigdale non mondate et distemperentur cum succo granatorum acrorum et dulcium. Postea colletur et ponatur ad bulliendum cum pullis et cum cocleari agitetur. Et ponatur species. Potest tamen fieri brodium [*viride*] cum herbis.

{Per un piatto a base di melograno:} Per preparare un piatto a base di melograno, rosola pollo con pancetta e cipolla, e schiaccia le mandorle non sbucciate mescolandole con il succo di melograni acidi e dolci. Successivamente, passa il tutto attraverso un setaccio, mettilo a cuocere insieme al pollo e mescola con un cucchiaio. Aggiungi le spezie. Puoi anche preparare del brodo [verde] con erbe.

Di romania di polli. Friggansi li polli con lardo e cipolle, e pestisi l'amido non mondato, e distemperesi con succhi di mele grane forti o dolci: premisi forte e colisi bene, e mettasi coi polli, e bolla un poco, e mestisi col cocchiaio, o dibattisi, e mettavisi su spezie. E [*in difetto di mele grane*], si può fare brodo con erbe.

Per coloro che hanno l'intenzione di approfondire lo studio del "Libro della cucina", ho compilato di seguito le 66 ricette che corrispondono in gran parte alle ricette del "Liber de Coquina":

Liber de Coquina		Libro della cucina	
Titolo	*No.*	*Titolo*	*No.*
Si vis caulles albos bene preparare	6.1	A fare i cauli bianchi bene cotti	1
De caulibus	6.2	A fare i cauli verdi con carne	2
De foliis minutis	6.12	De le foglie minute et dei finocchi	5
Item, aliter (cicera)	6.23.1	Altramente per dì di sabbato (ceci)	37
vel aliter (cicera)	6.23.2	Altramente (ceci)	38
Aliter (cicera)	6.24	Altramente (ceci)	39
Cicera integra	6.25	Altramente (ceci)	40
Cicera novella	6.26	Altramente (ceci)	41
Aliter (cicera)	6.27	Altramente di Quaresima (ceci)	42
Documentum de pisis	6.28	De' peselli	43+44
Hoc docet de fabis et primo de floribus	6.31	Altramente (fave sane)	51
Item (faba)	6.32	Altramente (fave sane)	52
De fabis novellis	6.33	De le fave sane	48
Aliter (faba novella)	6.34	Altramente (fave sane)	50
Fabas fractas	6.36	De le fave infrante	53
Fabas fractas	6.37	Altramente (fave infrante)	54
Lenticulas	6.38	De le lenti	55
Lenticulas	6.39	Altramente (lenti)	56
De fasseolis	6.40	De' fasoli	57
Ad usum marchie trivisine	6.41	Altramente al modo trivisano (fasoli)	58
De fungo montano	6.42	Altramente (fungi)	61
Fungum montanum	6.43	De' fungi	60
Cappones et gallinas	7.1	Altramente (brodo granato)	66 / (75)
Pullos incisos	7.2	Altramente (brodo granato)	67
Pullos incisos	7.3	De brodo granato	65
De brodio sarracenio	7.8	Del brodo saracenico	74
De brodio yspanico	7.9	A la spagnuola si fa brodo verde	77
De sumachia	7.10	Di sommacchia di polli o di uccelli	97
De limonia	7.12	Di limonia di pulli	98
De gratonesa	7.13	Di gratomea di polli, uccelli et pesci	99
De romania	7.14	Di romania di polli	100
De festigia	7.15	De la festiggia	105
De alba aliata	7.16	Di agliata bianca con li capponi.	101
De albo cibo	7.17	De' blanmangieri	102
Aliter (gallina)	7.21.1	A empiere una gallina	107
(ohne Titel: gallina)	7.21.2	Altramente (gallina)	108
De copo avium	7.23	Del coppo di polli o d'altri uccelli	125
copum de carnibus vaccinis vel porcinis	7.24	Del coppo d'altre cose, e da ciascun giorno	126
De grua	7.26	De la grua	73

De pastillo avium vivarum	7.29	Del pastello di uccelli vivi	119
De salsa pro columbis	7.34	Dei savori con li pippioni	154
Pro grua assata	7.35	Del savore con la grua	155
Pro pavone assato	7.36	Savori per papari e per porchetta	156
Pro avibus de riparia sapor	7.37	Savori per malardi et anatre	157
De spatula implenda	7.42	A empiere una spalla, o altro membro	111
De galdafra	7.57	De le gualdaffe di ventri et caldumi	88
Aliter (galdafra)	7.58	Altramente (gualdaffe)	90
De calcato	7.59	Dei detti gualdaffi e caldumi	91
Ad mortarolum aliter faciendum	7.64	Dei tomacelli ovvero mortadelle	141
De sapore pro assaturis	7.65	Del savore per l'arrosto	153
De gratonea	8.1	De la gratonia	79
Crispellas sic fac	8.6	De' crispelli, ovvero frittelle ubaldine	80
De fristellis	8.7	Altramente (crispelli)	82
De gantis	8.9	De' guanti, cioè ravioli	83
De ovis implendis	8.12	De le ova piene	140
de galantina (piscium)	9.1	De la gelatina di pesce	68
De scapet(i)a piscium	9.2	Del brodo del pesce	69
De lampreda in pastino	9.5	Del coppo di lampreda	128
De troitis in pastino	9.8	Del pastello de le trote e d'altri pesci	129
De pulpis	9.14	Del polpo	130
Ad assandum piscem qui dicitur muscatellus	9.15	Del pesce calamaro	133
De brodio pro sipiis	9.16	De la seppia	132
De salciciis piscium	9.23	Di salsiccie, o vuo' tortelli di pesce	85
De torta parmesana	10.6	De la torta parmesana	122
De composito lumbardico	10.11	Altramente (composta)	64
De composito theutonico	10.12	De la composta	63

Tab. 3: Confronto tra le ricette del "Liber de Coquina" e il libro italiano "Libro della cucina", che è stato creato circa 100 anni dopo e contiene molte ricette del "Liber de Coquina" tradotte in italiano.

Naturalmente, ci sono altre ricette che sono molto simili a quelle del "Liber de Coquina". Vediamo da queste somiglianze e anche dal fatto che il "Liber de Coquina" non è stato semplicemente trascritto letteralmente, ma è stato ampiamente rielaborato, che questo libro di cucina ha goduto di una certa popolarità in Italia per almeno un secolo, il che aveva una grande importanza in un'epoca in cui i cambiamenti culinari avvenivano relativamente rapidamente.

Recipe Index

LIBER DE COQUINA

TRACTATUS DE MODO PREPARANDI ET CONDIENDI OMNIA CIBARIA

{Incipit tractatus de modo preparandi et condiendi omnia cibaria et potus que communiter comeduntur, et bibuntur, qui intitulatur ab aliquibus „Liber de coquina".}

Olim cum flore viguissem iuventutis, diversa circuivi mondi climata, et commoratus fui ac moram contraxi in diversis curiis et famosis, scilicet milittum, abbatum, principum atque magnatum, in quibus de ferculis variis delicatis conficiendis multos plurimos vidi et diversos, circa quos mea fuit intentio, et, ut debito modo describerem, curam adhibui diligentem; quod si cum moderantia et non superflue et debito modo sumpta fuerint, complexionibus convenientibus et temporibus ac regionibus observatis, omni electuario et medicamento sunt magis merito commendanda ac preponenda quantum corpus et naturam humanam coroborant et confirmant et ad etatem perducunt ylarem et longinquam; que ut mihi essent ad memoriam, aliis vero ad doctrinam ipsam ut melius scio, et ad memoriam reducere valeo, in hoc parvulo depinxi opusculo. De toto officio coquine mapam, claviculam, maticulatam, in quo de herbis, leguminibus, ovis, caseis, piscibus, carnibus, fructibus et poreta atque

IL LIBRO DELLA BUONA CUCINA

TRATTATO SULLA MANIERA DI PREPARARE E CONDIRE TUTTI I PIATTI

{Qui inizia il trattato sulla maniera di preparare e condire tutti i piatti e le bevande che solitamente vengono mangiati e bevuti. Da alcuni è chiamato "Il libro della buona cucina".}

Quando ero ancora nella fioritura della giovinezza, ho visitato diverse regioni del mondo e ho soggiornato in vari e famosi corti, naturalmente di cavalieri, abati, principi e grandi signori, dove ho visto diversi metodi per preparare una varietà di piatti delicati, che mi hanno interessato. Ho dedicato cura e attenzione nel descrivere tutto in modo adeguato. Infatti, quando vengono consumati con moderazione e non in eccesso, ma nel modo giusto, tenendo conto delle circostanze giuste, delle stagioni e delle regioni, sono da preferire e raccomandare più di qualsiasi conserva[1] o medicina. Ciò perché rafforzano e consolidano il corpo e la natura umana, portando a una vita senza problemi e longeva. Ho registrato tutto questo in questo piccolo libretto, sia come memoria per me stesso che come insegnamento genuino per gli altri, nel miglior modo possibile e nella misura delle mie capacità, con l'intenzione di ricordarmene e insegnarlo agli altri. Fornirò un'ampia panoramica, suddivisione e clas-

salsamentis et condimentis pluribus et diversis, prout melius scio et potero, declarabo.

Similiter et de potibus hiis herbis ac ferculis convenientibus, ipse non arbitror dimitendum. De quibus scire debes quod quidam potus sunt medicinales, naturam humanam debilem et infirmam confortantes, sicut est mellicrattum, oxizucara, sapa, mulsa, syrupi atque tysana, de quibus vel ad presens quorum doctrinam medicis relinquo.

Sunt etiam alii potus, confortantes naturam, et corpus humanum corroborantes, et cibaria per membra ducentes, et de hiis quidam sunt convenientes quibusdam hominibus; quidam vero contrarii et nocivi, qui scilicet potus sunt vinum, cervicia, medo, melcha, cidra. Vinum est bonum senibus frigidis, flematicis tempore hyemali, cibaria frigida et pisces commedentibus, ac similiter medo et bona cervisia antiqua.

Similiter sunt et aliis potus infrigidantes qui conveniunt calidis, colericis et sanguineis, et maxime tempore estivali, et cibaria calida sanguinem adurentia immoderate etiam sumpta comedentes, velud est pomi granati vinum limphatum atque rosatum, cidra pomorum es-

sificazione[2] dell'intero settore dell'arte culinaria, con sezioni su verdure[3], legumi, uova, formaggi, pesce, carne, frutta, erbe e una varietà di salse e condimenti, nel modo migliore che conosco e posso fare.

Analogamente alle erbe e ai piatti adatti, credo che le bevande non debbano essere trascurate. Devi sapere che alcune di esse sono bevande medicinali che rafforzano la natura umana debole e malata, come la bevanda al miele, l'aceto di zucchero, lo sciroppo denso, l'acqua al miele, lo sciroppo e la tisana[4], la cui esaminazione dettagliata lascio per ora ai medici[5].

Ci sono anche altre bevande che rafforzano la natura e fortificano il corpo umano, fornendo sostentamento agli arti, e tra queste alcune sono adatte a determinate persone, mentre altre sono inadatte e dannose. Queste bevande includono il vino, la birra, il miele fermentato[6], il siero di latte[7] e il sidro[8]. Il vino è indicato per la stagione invernale, specialmente per le persone anziane che sono fredde e flemmatiche, e si nutrono di cibi freddi e di pesce, così come il sidro e una buona birra vecchia.

Analogamente, ci sono anche altre bevande rinfrescanti adatte a persone dal temperamento caldo e collerico, specialmente durante la stagione estiva e per coloro che consumano eccessivamente cibi che riscaldano il corpo e il sangue, come ad esempio il vino di me-

culorum, tysana, aqua fontis.

lagrane gialle e rosa[9], il sidro di mele da tavola[10], le tisane e l'acqua di sorgente.

Tr I (1)

Tr I (1)

Set de vino primo de potu tanquam meliori ac digniori sermo noster sumat exordium, quoniam ipsum universis potibus preferendum est. Spiritum enim, membra corroborat, cibaria digerit, complexiones malas alterat, aufert tristitias et dolores, et hominem reddit hylarem et iocundum.

Ma il nostro discorso inizierà prima dal vino, come la bevanda migliore e più nobile, poiché è da preferire a tutte le altre bevande. Esso, infatti, fortifica la mente e le membra, aiuta nella digestione del cibo, migliora le cattive condizioni di salute, allontana tristezza e dolore e rende l'uomo allegro e di buon umore.

Et hoc dico si bonum fuerit et non corruptum, et cum moderamine sumptum. Vinum enim corruptum contrarium facit, digestionem impedit, cibaria corrumpit, pravum generat sanguinem, hominem redit tristem, pigrum et ponderosum.

Questo lo dico, tuttavia, quando è buono e non è guasto e viene consumato con moderazione. Il vino guasto, infatti, produce l'effetto opposto, ostacola la digestione, rovina il sapore del cibo, genera cattivo sangue, rende l'uomo triste, pigro e appesantito.

Unde ut alibi discribetur, melius et laudabilius est rem aliquam in sua bonitate conservare, ne corrumpatur, quam ipsam iam corruptam ad pristinum statum reducere; et sic de vino: cum potus sit dignior aliis, diligentius est circa ipsum laborandum ut in sua bonitate conservetur, et etiam si propter negligentiam corruptum fuerit, *qualiter medela* <=quale remedium (?)>[11] adhiberi possit, ut ad statum pristinum reducatur. Et primo de conservatione eius est dicendum.

Ciò comporta, come sarà illustrato altrove, che è migliore e più lodevole conservare una qualsiasi cosa nella sua qualità in modo che non si guasti, piuttosto che cercare di riportarla allo stato originale una volta che è già guasta; e lo stesso vale per il vino: poiché questa bevanda è più nobile rispetto alle altre, è necessario trattarla con cura per preservarne la qualità, e anche se si è guastata a causa di negligenza, è opportuno sapere quali rimedi utilizzare per riportarla allo stato originale. Ma prima parleremo della sua conservazione.

1.1   Ad hoc ne vinum corrumpatur,

1.1   Per evitare che il vino si guasti,

accipe mel bonum rubeum, et ipsum decoque, despumando donec aliquantulum induretur; post, cum aliquantulo boni vini distempera croco infecti ytalico; post ipsum colatum in tunellam vini pone; preservat vinum; dat colorem et bonum saporem.

Ad idem, accipe ·IX· grana thuris masculini clari rotundi, cum vino distempera, et in tunelam pone; preservat vinum, ut quidam affirmant.

Ad idem operiatur vasis purgatio hoc modo: accipe cortices querci, et folia lauri et bachas, et origanum, et calamentum, et bulliant in aqua, de qua optime tunella intus lavetur; post, vinum imponatur.

Item, accipe manum plenam de pampinis uvarum, et ciphum plenum de cineribus vitis, videlicet de fecibus vini factis, que in pulverem reddacta in tunnella mitte non movendo.

1.2 Ut vinum semper reservatur clarum et boni saporis ut ante, perforabis ipsam tunellam iuxta feces ad altitudinem unius palme.

1.3 Ad clarificandum vinum turbidum, accipe duas uncias spice nardi, et uncias duas de pomis pulverizatis, et ·XI· albumina ovorum, et manum plenam salis communis; insimul incorpora, et in

prendi del buon miele rosato e cuocilo, rimuovendo la schiuma, finché diventa un po' più denso; successivamente, condiscilo con un po' di vino e zafferano italiano conservato(?)[12]; quindi, filtra il tutto e versalo nella botte del vino; questo mantiene il vino fresco, gli conferisce colore e un buon sapore.

Per lo stesso scopo: prendi 9 granelli di incenso maschile rotondo trasparente[13], mescola con del vino e aggiungilo alla botte del vino; questo protegge il vino, come alcuni sostengono.

Per lo stesso scopo, la pulizia del recipiente viene eseguita nel seguente modo: prendi la scorza di quercia, le foglie e le bacche di alloro, l'origano e la menta di montagna (*Calamintha*), e fai bollire il tutto in acqua, con cui dovresti meglio sciacquare l'interno della botte; successivamente, riempi la botte di vino.

Altrettanto: prendi una manciata piena di semi d'uva e un calice pieno di cenere di vite, naturalmente fatta dal sedimento del vino, che dovrai aggiungere in polvere nella botte, senza mescolare.

1.2 Per conservare il vino sempre chiaro e dal buon sapore come all'inizio, fai dei piccoli buchi nella botte stessa vicino ai lieviti, all'altezza di una spanna.

1.3 Per chiarire il vino torbido, prendi due once di punte di nardo, due once di mele macinate, 11 albumi d'uovo e una manciata piena di sale normale, mescola il tutto e versalo nel fusto mesco-

tunellam pone bene movendo cum virgulis.

1.4   Ad hoc ut vinum semper sit dulce, tempore vindemiarum, quando mustum novum fuerit preparatum, extrahas quartam partem ipsius musti; postea impleas ipsam tunellam moto alio bono novo.

1.5   Ad tollendam canitiem a vino vel cervisia, accipe duo vel tria capita alleorum que, bene lota et in filo ligata, in tunellam pone; mox atrahunt totam canitiem ad se velud ventosa sanguinem; et hoc totiens reiterando, lavando et imponendo, donec tota canities sit ablata.

1.6   Ut vinum corruptum emendetur, accipe panem ordeaceum calidum noviter de furno extractum, et ipsum frange per medium, et pone medietatem super orificium tunelle; qua infrigidata et corrupta, pone partem aliam; hoc donec satis fuerit emendatum.

1.7   Ad vinum putrefactum vitio vasis, accipe ·20· uncias de corticibus spine nigre, et tres radices sanamende, et in tunellam vini pone, non movendo.

1.8   Ad vinum buthatum emendandum, accipe unum quartarium frumenti, et ·20· albumine ovorum, et duas uncias sane munde <et manum> plenam salis

lando con le canne.

1.4   Per mantenere il vino sempre dolce, versa al momento della vendemmia, quando il nuovo mosto è stato preparato, un quarto di questo mosto; successivamente riempi il fusto con altro mosto fresco mescolando di nuovo.

1.5   Per rimuovere l'opacità dal vino o dalla birra, prendi due o tre cipolle di aglio che hai ben lavato e lega insieme con un filo nel barile; esse attireranno presto l'intera opacità come una coppa di ventosa attrae il sangue, e ripeti questo processo lavando l'aglio e mettendolo dentro, finché l'intera opacità non sarà scomparsa.

1.6   Per migliorare il vino andato a male, prendi del pane d'orzo appena sfornato, ancora caldo, spezzalo a metà e posiziona una metà sull'apertura superiore del barile; quando diventa fredda e di cattiva qualità, sostituisci con l'altra metà, e continua così fino a quando il vino è sufficientemente migliorato.

1.7   Per il vino che ha assunto un cattivo odore a causa di un difetto del recipiente, prendi 20 once di corteccia di prugnolo nero e tre radici di garofano d'India (*Sanamunda*) e metti tutto nel barile del vino senza mescolare.

1.8   Per migliorare il sapore del vino che ha un gusto muffito[15], prendi un quarto di cereali, 20 albumi, due once di garofano d'India (*Sanamunda*), e una

communis, et in tinellam mitte bene movendo.[14]

manciata di sale normale, metti tutto nel barile, mescolando bene.

1.9   Ad pinguedinem vini tollendam, primo agita ipsum optime cum virgulis, ut spuma deponatur, et bene clarificetur; post cola ipsum per arenam subtilissimam et bene lotam et mundam, et pone in tunellam.

Ad idem, accipe manum plenam tartari, et sextarium vini albi, et duos latos de zynzebre, et de cineribus factis de fece vini et de pipinis que, in pulverem reda<c>ta, in tunellam pone, movendo aliquantulum.

1.9   Per rimuovere il sedimento dal vino, battilo prima con delle fruste molto bene, versa via la schiuma e lascialo chiarire nuovamente; successivamente, filtralo attraverso una sabbia molto fine, ben lavata e pulita, e versalo in una botte.
Per lo stesso scopo, prendi una manciata di cremore di tartaro[16], un sestario di vino bianco, due radici di zenzero e delle ceneri fatte con lievito di vino e semi d'uva, e aggiungi tutto in polvere nella botte, mescolando un po'.

1.10 Ad vinum *derozyr*, in tempore hyemali, accipe libram unam de amigdalis concussis vino distemperatis, et in tunellam mitte, bene movendo cum vino.

1.10 Per schiarire il vino[17], in inverno: prendi una libbra di mandorle schiacciate e ammollate nel vino, e aggiungile nella botte, mescolandole bene con il vino.

1.11 Cura generalis de quolibet vitio a vino tollendo tempore vindemiarum, cum vinum novum expressum in torculari a marco: ipsi marco incorpora vinum corruptum, bene cum pedibus cuncalcando; post in torculari exprime, et habebit ipsum bonum et ab omni vitio emendatum.

1.11 Un metodo generale per rimuovere qualsiasi difetto dal vino durante la vendemmia, quando viene pressato il nuovo vino dai vinaccioli: Aggiungi al vinaccio stesso il vino difettoso, mentre lo calpesti bene con i piedi; successivamente, spremerlo con la pressa, e otterrai nuovamente un <vino> buono e privo di ogni difetto.

1.12 Ut vinum sit vendibile magis, accipe pondus ·VII· denarios de croco ytalico, et quartarium unum mellis de-

1.12 Per rendere il vino più vendibile, prendi un peso di 7 denari (circa 9-11 g) di zafferano italiano, un quarto di miele

spumati, et manum plenam de farina tritici; distempera com vino bono, et in tunellam mitte, in movendo bene insimul cum fecibus.

1.13 Ut vinum salviatum atque rosatum, sic conficitur: accipe salvie libras tres, et bene desiccate, vini boni et odoriferi modios tres, et salvia bene desicata cum sextaro uno illius vini, bene fricando inter manus, commisceatur et dimittatur in vase ligneo per spatium unius noctis; mane vero, ponatur in dolio, et dimittatur donec clarificetur.

Idem dico de rosis faciendis; et maxime, tempore vindemiarum.

1.14 Ad claretum componendum, recipe cinamomni uncias ·VII·, et zyzembris uncias ·6·, folii galange, spice nardi, ana unciam dimidiam, gariofilorum uncias ·III·, piperis longi uncias ·III·. Fiant ·4· sextaria clareti cum tribus quartariis mellis bulliati et despumati.

1.15 Vinum seminatum sic conficitur: recipe cinamomi, zinzybris, milii, ana ·3· uncias; folii gariofilorum, spice nardi, galange, leucophi, melanop<erm>i, macrophylli, nucis muscate, macis, xilobalsami, masticis, carpobalsami, gummi, edere, iuniparii, orimi, silii, spermatis alexandrini, sileris montani, petrosilini, amomi, ameos, dauci, sparasii, seminis eius, penthaphilon, phipondule, bruci, sparaga, betonice, salis gemme, calomi

chiarificato e una manciata di farina di frumento. Mescola il tutto con buon vino e aggiungilo al fusto, mescolando bene con i lieviti.

1.13 Il vino alla salvia si prepara come anche il vino di rose nel seguente modo: prendi tre libbre di salvia ben essiccata e tre moggia di vino buono e aromatico. La salvia ben essiccata deve essere mescolata con un sestario di questo vino, strofinandola bene tra le mani, e lasciata in un contenitore di legno durante una notte; al mattino dovrebbe essere versata nella botte e lasciata lì finché il vino non diventa chiaro.
Raccomando di fare lo stesso con le rose, e preferibilmente durante la vendemmia.

1.14 Per preparare il *Claretum*, prendi 7 once di cannella, 6 once di zenzero, foglie di galanga, punte di nardo, ognuna per mezza oncia, 3 once di chiodi di garofano e 3 once di pepe lungo. Con 3 quarti di miele bollito e schiumato, otterrai 4 sextari di *Claretum*.

1.15 Il vino di semi si fa in questo modo[18]: prendi cannella, zenzero, miglio, 3 once ciascuno, foglie di chiodi di garofano(?)[19], punte di nardo, galanga, cardiaca comune(?), coda di rospo, gladiolo, noce moscata, fiore di macis, legno di balsamo(?), mastice, frutto dell'albero di balsamo, resina dell'albero della gomma, edera, bacche di ginepro, cavolo di ruta(?), semi di plantaggine(?) dei pulci, erba dei semi dei vermi(?), asino

aromatici, costi, xylocacie, nucleorum cherasi partiti, pineas, piretri, lapidis luni, ana ·3· uncias.

Item: gentiane, turbite, polipodii, thimi, ephitimi, hermodatili, melonum seminis, citruli, cucumeris, cucurbite seminis, edere, levastici, squernanti, spice celtice, croci, ana uncias ·III· omnium; mirabolum, ana uncias ·II·; feniculi, carvi, gariofilate, ana uncias ·III·. Fiat seminatum cum tribus modiis boni vini.

1.16 Moretum hoc modo fit: recipe tres sextarios vel quattuor de moris celsi aut rubi, et sextarium unum mellis despumati, et sextarium unum vini nigri; tamen sine vino magis valet ac diutius servari poterit. Que, collata ut melius scis et insimul commixta, in tunellam pone in primo anno; bonum est in secundo anno, melius tertio et quarto.

1.17 Claretum hoc modo fit aliter: recipe sextarium vini boni, cinamomi electi uncias ·III· et dimidium, zynziberi uncias ·3·, ·II· galange, gariofili ana ·3· et dimidiam folii, squernanti, ana uncias ·II· macis, spice nardi, cubebe, ana unciam, mellis despumati dimidium quartarium si vis, vel amplius potes apponere.

selvatico, prezzemolo, amom, ammei, carota selvatica, sparagio bianco(?)[20], i semi di esso, erba di dito, spiraea, erica(?), asparago, gamandro(?), sale marino, radice di calamo(?), radice di valeriana, legno di acacia(?), semi di ciliegia partica, pinoli, betulla e pietra di luna(?), 3 once ciascuno.
Allo stesso modo[21]: genziana, *Athamanta turbith*(?), felce di stipole(?), timo, cumino di campo(?), polipodio(?) di Erma, semi di melone, semi di cetriolo, semi di anguria(?) e semi di zucca, edera, levistico, citronella(?)[22], nardo celtico e zafferano, 3 once ciascuno, noci di behenna(?) 2 once ciascuno, finocchio, cumino, chiodi di garofano, 3 once ciascuno. Da questi ingredienti, con tre misure di buon vino, si fa il vino di semi.

1.16 Il vino di mora o di more viene fatto nel seguente modo: prendi tre o quattro sextari di more e un sextario di miele schiumato e un sextario di vino rosso scuro, anche se è meglio senza vino e può essere conservato più a lungo. Dopo aver setacciato e miscelato il tutto il meglio possibile, mettilo in una botte nel primo anno; è buono nel secondo anno, ancora meglio nel terzo e quarto.

1.17 Il *Claretum* si fa in modo diverso: prendi un sextario di buon vino, 3½ once di cannella pregiata, 3 once di zenzero, 2 once di galgant, 3 once di chiodi di garofano e mezzo oncia di foglie, citronella(?)[23], 2 once ciascuna di macis, punta di nardo, pepe di cubebe, 1 oncia ciascuna, se vuoi, puoi aggiungere mez-

zo quartaro di miele schiumato o di più.

1.18 Confectio pigmenti vel clareti: recipe cinamomi unciam et zinziberi uncias ·2· et semi, galange unciam, spice nardi, gariofilorum, ana unciam dimidiam folii unciam et piperis longi uncias ·II·, vini boni sextarios et mellis despumati quartarios ·III·.

1.18 Preparazione di *Pigmentum* o *Claretum*: prendi un'oncia di cannella e 2½ once di zenzero, un'oncia di galgant, punta di nardo, chiodi di garofano, mezza oncia ciascuno, un'oncia di foglie (foglie di alloro?) e 2 once di pepe lungo, 4(?)[24] sextari di buon vino e 3 quartari di miele schiumato.

Et hec de potationibus sufficiant.

E questo dovrebbe essere sufficiente per le bevande.

1.19 Sapa vel mulsa hoc modo fit: tempore vindemearum, accipitur mustum optimum, dulce dequoquitur et despumatur usque ad mellis spissitudinem, et servetur. Dat sinapy condimentum, et valet in aliis causis plurimis.

1.19 La *Sapa* o *Mulsa* si prepara nel seguente modo: durante la vendemmia, si prende il mosto dolce migliore, lo si cuoce e si fa schiumare fino a quando diventa denso come il miele, quindi lo si conserva. Aggiunge sapore alla senape ed è buono per molte altre cose.

1.20 Cidra fit de piris et esculiis bene mollificatis. Qui potus valet frigidis et fle[u]maticis humoribus repletis; fit etiam de bonis pomis, et valet colerico humore adustis hominibus.

1.20 Il sidro si fa con pere e mele da tavola ben mature (?)[25]. Questa bevanda è buona per le persone che sono dominate da fluidi freddi e mucillaginosi (flegmatiche); si può farlo anche con buone mele, ed è quindi adatto per le persone dal temperamento sanguigno e collerico.

Primo contundantur fructus; post in torculari exprimantur, ultimo marco aqua deponitur, decocta inponitur et exprimitur.

Prima, i frutti vengono schiacciati, poi pressati in una pressa per succhi. Nel processo di spremitura finale, l'acqua viene versata, bollita, e poi ri-versata prima di procedere con la pressatura.

Nunc sufficit de potationibus quantum sufficit ad hunc tractatum.

Ora è stato detto a sufficienza riguardo alle bevande nell'ambito di questo trattato.

Tr II (2)

Ad presens, restat declaratio amplius ut de cibariis diversis conficiendis nostri sermonis stillum divertamus.

Unde primo sciendum est quod sicut et potus et cibaria secundum tempora et regiones et complectiones hominum, merito, non in vanum nec inutiliter sunt ordinanda. Unde notandum est quod quedam cibaria conveniunt et apta sunt nobilibus et divitibus in quiete existentibus, et ut sunt perdices et fasiani, pulli, capones, lepores, caprioli et cuniculi, variis ac diversis modis conditi; quedam vero apta sunt hominibus robustis et in labore existentibus; ut carnes bovine et arietine, porcine salsate, cervine, pisa, fabe, panis ordaceus ac de siligine factus; quedam vero infirmis et debilibus velud gruelus de riso vel avena vel ordeo factus, et lacte amigdalarum conditus, ciceres et pullorum brodium, vinum pomi granati et tisana lutii atque parte ficus et racemi transmarini.

Unde, cum nobiles et divites semper sint honorandi et aliis hominibus preponendi, de ipsorum cibariis arbitror in primis procedendum; et, per consequens, de aliis ne sermo noster prolixitatem incurrat inserendum.

Sciendum est quod pulli, tam assando in veru quam in decoquendo in aqua, pluribus modis preparari possunt.

Tr II (2)

Al momento, rimane la constatazione che concentreremo la nostra attenzione maggiormente sulla preparazione di vari piatti.

Per questo, è prima di tutto necessario sapere che, così come le bevande, anche i cibi devono essere divisi in modo giustificato e non arbitrario, in base alle stagioni, alle regioni e alle circostanze della vita delle persone. È da notare che alcuni cibi sono adatti per nobili e ricchi che conducono una vita oziosa, come ad esempio fagiani e fagiani, polli, capponi, lepri, daini[26] e conigli, preparati in modi diversi. Altri, invece, sono adatti per persone robuste e lavoratrici, come carne di manzo e montone, carne di maiale salata, cervo, piselli, fagioli, pane d'orzo o pane fatto di farina di frumento. Altri cibi sono invece adatti per malati e deboli, come ad esempio il porridge[27] fatto di riso, avena o orzo e condito con latte di mandorle[28], ceci e brodo di pollo, vino di melagrana e infuso di isatis[29] e in parte di fichi e uva sultanina[30].

Pertanto, credo che poiché i nobili e i ricchi devono sempre essere onorati e posti al di sopra degli altri, dovrei parlare principalmente dei loro cibi e, di conseguenza, inserire di tanto in tanto qualcosa sugli altri, affinché il nostro discorso non diventi troppo prolisso.

Bisogna sapere che il pollo, sia grigliato che bollito in acqua, può essere preparato in molti modi.

2.1   Assando, hoc modo: primo deplumantur con aqua non bulliente nec nimis calida, nec excorientur; et, abiectis intestinis, optime perlaventur. Post, si vis, bulliant valde modicum, ut ingrossentur. Post, undique, si necesse fuerit, lardentur; et primo a remotis assentur.

Sunt aliqui qui, iam pullo decocto, incrassant butiro vel sagimine porci, posito super choclear, vel crustam panis igitur applicando; quo assato, membratim incidunt: primo, alas; post, tibias; deinde, pectus; post, dividunt per medium dorsi, et in parraside ponunt, sal album super aspergendo, et manutergio bene cooperiunt.

Sunt aliqui qui lardum baconis in veru vel baculo figunt, reple[c]tum undique spicis palee, vel procul quibus incensis lardant competenter.

2.2   Sunt quidam qui, tempore estivali, pullos iuvenes preparant in hunc modum: primo, inflant, ut cutis a carne fiat separatio, spola anseris tibiis imponendo; post replent undique interius tali condimento: accipiunt ysopum et petrosillum et salviam aliquantulum perbullita et minutim incissa, et carnes macras porcinas teneres, et de lardo baconis, et iecur ipsius pulli, et ova perdita dura, et maxime vitella; que duobus cutellis hagantur in tabula. Post

2.1   Grigliati in questo modo: Innanzitutto vengono spiumati con acqua non bollente né troppo calda, senza essere scuoiati. Dopo aver rimosso le interiora, vengono lavati molto accuratamente. Successivamente, se lo desideri, vengono brevemente sbollentati in modo che si espandano. In seguito, se necessario, vengono unti da tutti i lati con il lardo e inizialmente grigliati a una certa distanza dal fuoco.

Ci sono persone che ungono il pollo, una volta sbollentato, con burro o strutto, che viene messo su un cucchiaio, o con l'aiuto di una crosta di petto. Dopo la grigliatura, lo affettano: prima le ali, poi le cosce, quindi il petto, quindi dividono la schiena e mettono il tutto in una ciotola, cospargendolo di sale bianco e coprendolo bene con un asciugamano.

Ci sono persone che infilzano del lardo su uno spiedo o un bastone e lo spiedano su tutti i lati con paglia o la accendono vicino facendo gocciolare abbondantemente il grasso.

2.2   Ci sono persone che durante l'estate preparano i giovani polli nel seguente modo: prima soffiano con una penna d'oca, inserita nelle cosce, al suo interno[31], in modo che la pelle si separi dalla carne; successivamente lo riempiono su tutti i lati con la seguente miscela di spezie: prendono issopo, prezzemolo e salvia, precedentemente lessati e tritati finemente, e carne magra di maiale, pancetta e il fegato del pollo, e uova dure perse e soprattutto i

apponitur pulvis istarum specierum cum sale videlicet: piperis albi, longi et nigri, zinziberi, cynamomi; de quo condimento intus et extra pullo repleto et bene consuto vel ligato, assant a remotis ad hoc ne rupantur et ne interius remaneat crudus et non combustus.

Pulli assati possunt comedi com agresta vel vino albo super fundendo, nec indigent alio condimento qui satis saporosi sint.

2.3   In pastillo hoc modo pullus dequoquitur: membratim inciditur, et in pasta cum carnibus delicatis porcinis minutim incisis ponitur, et super aspergitur pulvis ad placitum cum sale et croco tritatum, et sic dequoquitur.

2.4   Dequoquitur etiam pullus in trapa, id est inter duas scutellas terreas interius bene plumbatas; hoc modo dequoquitur in aqua; postea frixantur cepe per rotulas in sagimine vel butiro; post, imponitur huius condimenti brodium quod fit hoc modo: accipiuntur folia ysopi et petrosillum et salvia et iecur pulli, et teritur in mortario minutissime cum mica panis albi, et distemperatur cum vino vel agresta vel aceto et aqua decoctionis pulli, vel aliquid de lacte amigdalarum, croco infecto more lumbardico, et imponuntur trape; quo

tuorli, che vengono tritati sul tavolo con due coltelli. Quindi si aggiunge la polvere delle seguenti spezie – naturalmente insieme al sale: pepe bianco, lungo e nero, zenzero e cannella; il pollo viene riempito con questa miscela di spezie dentro e fuori e poi ben cucito o legato insieme; quindi lo grigliano non troppo vicino al fuoco, in modo che non scoppi e non rimanga crudo all'interno, ma anche che non bruci.
Il pollo alla griglia può essere consumato con *Agresta*[32] o versandovi del vino bianco; non è necessaria alcuna altra spezia, in quanto hanno già un sapore sufficientemente pronunciato.

2.3   In un pasticcio[33], il pollo viene cotto nel seguente modo: viene disossato e messo insieme a carne di maiale tritata finemente nell'impasto, sopra viene spolverato un mix di spezie, che può includere sale e zafferano a piacere, e poi viene cotto.

2.4   Si cuoce anche un pollo "nella grotta"[34], cioè tra due ciotole di terracotta ben sigillate (stagno) sul lato interno, nel seguente modo: viene cotto in acqua; successivamente si soffriggono fette di cipolla in strutto o burro; successivamente si aggiunge un brodo di spezie, fatto nel modo seguente: si prendono foglie di issopo, prezzemolo, salvia e il fegato del pollo, si pestano tutto insieme finemente con un pezzo di pane bianco in un mortaio e si ammollano con vino, aceto, agresto, brodo di pollo o un po' di latte di mandorla, più

iam bullire incipiente, imponunt pulverem specierum cum ipso pullo frustratim inciso, et aliquantulum bullire permittunt cum carnibus porcinis decoctis et minutim incisis.

Et est, in quolibet cibo, semper sal ad mensuram et debito modo apponendum. Qui si fit nimis salsatus, aquam in loco ubi bullit remove et aliam impone; aut saltem accetum infunde: quod acetum resistit salsedam.

2.5   Pullus in aqua dequoquendus hoc modo preparatur: accipitur pullus integer, et in potto dequoquitur cum salvia, ysopo, aut petrosillo non inciso, per horam. Post, imponitur de vino albo vel agresta, et sic administratur.

2.6   Quidam alio modo preparant: incidunt ipsum per quartarium sic prout iam dictum est. Dequoquitur. Post, faciunt tale brodium: accipiunt ipsas herbas decoctas et terunt optime cum iecore et pulmonibus. Post, distemperant crocum et vitella ovorum concassata cum decoctione atque lacte amigdalarum; in quo, postea, aliquantulum faciunt bullire. Permitunt pullum per frustra partium com carnibus porcinis delicatis decoctis minutim incisis. Post, aliquantulum bullire permitunt in prima trapa vel poto cooperto, bene movendo.
Quidam in decoctione imponunt lardum baconis; minutissime infundunt.

lo zafferano marinato alla lombarda[35], e il tutto viene messo nella "grotta". Quando questo ha iniziato a bollire, si aggiunge del polvere di spezie al pollo tagliato a pezzi e si lascia cuocere un po' insieme con carne di maiale tagliata a pezzettini cotta in precedenza.
E bisogna, per ogni piatto, aggiungere sempre sale moderatamente e non troppo e non troppo poco. Se è troppo salato, scola l'acqua durante la cottura e aggiungine di fresca, o almeno versaci dentro dell'aceto: perché l'aceto attenua il sapore salato.

2.5   Il pollo cotto in acqua si prepara nel seguente modo: prendi un intero pollo e cuocilo in una pentola con salvia, issopo o prezzemolo non tritato per un' ora. Successivamente, aggiungi vino bianco o *Agresta* e servi.

2.6   Alcune persone lo preparano in modo diverso: lo suddividono in quarti, come già detto. Viene cotto in acqua. Successivamente preparano il brodo nel seguente modo: prendono erbe bollite e le pestano finemente con il fegato e i polmoni. Dopo di che mescolano zafferano e tuorli d'uovo sbattuti con il brodo e il latte di mandorle; in questo lo lasciano bollire per un po'. Mettono i pezzi di pollo con carne di maiale cotta a vapore e tagliata finemente. Dopo di che lo lasciano cuocere un po' nella "grotta" o in una pentola coperta, mescolando bene.
Alcuni aggiungono durante la cottura della pancetta affumicata; la mettono

Quidam confri<n>gunt cultro carnes macras decoctas cum vitellis ovorum duris, specierum pulverem apponendo et globos parvulos informando, et iaciunt in ipsa decoctione bulliente, ut aliquantulum bulliant.

2.7   Tali modo preparatur pullus ad debiles infirmos: postquam decoctus est bene ut supradictum est, accipitur aliqua pars ipsius cum ossibus; et peroptime cuntunditur; et cum decoctione ac lacte amigdalarum distemperatur; et per pannum rarum exprimitur, et aliquantulum dequoquitur, et infirmo administratur.

Notandum quod in omni condimento, poterit poni mica panis albi, ad inspissandum ac magis dulcorandum.

Notandum est etiam quod omne condimentum in quo ponuntur species calide, semper movendum est, et non multum dequoquendum ne comburatur.

Idem dico de lacte amigdalarum, et iste modus est communis in omni terra et melior ipsum pullum preparando.

2.8   Nunc divertamus sermonem nostrum ad anserem pinguem aquaticam et incrassatam. Primo cum baculo inter pedes strangulatur; et, ligatis pedibus in unco ferreo, per unam horam suspendatur. Deinde peroptime plumetur, et in aqua bene calida balnetur ut ingrossetur, et in panno aspero fricetur; et depositis intestinis, peroptime lave-

---

dentro molto finemente tritata.

Alcuni tritano con il coltello carne magra cotta con tuorli d'uovo sodo, aggiungendo polvere di spezie e formando piccole palline che vengono gettate nel brodo bollente, facendole cuocere per un po'.

2.7   In questo modo si prepara un pollo per persone deboli e malate: dopo averlo cotto come sopra descritto, si prende una qualsiasi parte di esso con le ossa e si trita molto finemente. Successivamente, si ammolla il trito nel latte di mandorle bollito e si passa attraverso una stoffa grossolana, quindi si fa cuocere per un po' e si serve al malato.

Si noti che si può aggiungere del pane grattugiato a qualsiasi salsa per addensarla e renderla più delicata.

Si noti inoltre che ogni salsa a cui vengono aggiunte spezie piccanti[36] deve essere continuamente mescolata e non deve essere cotta troppo forte per evitare che si bruci.

Lo stesso si può dire del latte di mandorla, e questo metodo è uguale in ogni paese e ancora migliore nella preparazione del pollo.

2.8   Ora ci rivolgiamo all'oca d'acqua grassa e ingrassata. Per prima cosa, viene strozzata con un bastone tra le zampe e appesa per un'ora con le zampe legate a un gancio del macellaio. Poi viene piumata molto accuratamente e immersa in acqua calda per farla gonfiare, dopodiché viene strofinata con un panno ruvido; e, dopo aver rimosso le

tur. Post in veru locetur et broculus firmetur, et a remotis assetur, quod in omni ave aquatica est observandum; et sub ipsa sartago con cepis incisis minutim aut pomis cum vino et aqua ad capiendum pinguedinem ab ipsa distillantem locetur.

Qua bene assata et decocta, membratim truncetur: primo alas usque ad dorsum procedendo, deinde coxas, post duo latera, post ventrem in tres partes et spinam dorsi similiter in tres partes dividendo.

Post, salis minutim aspergendo, manutergio cooperiatur inter duos discos et edetur alleata bona, que fit in hunc modum: accipe allia excorticata bene monda et tere bene cum mica panis albi et sale et albumine ovi mollis et aliquantulum decocti; et distemperatur de agresta vel aceto; et super fusa ipsius avis pinguedine, administretur.

2.9   Collum vero cum capite, pedibus, aliis intestinis preparatis bene ac lotis in aqua et vino dequoquatur cum salvia, petrosillo et ysopo. Post, terantur species cum hiis herbis; et mica panis subtilissime distemperetur cum predicto vitello decoctionis cum aliquantulo agreste vel aceti; et imponatur cepis vel porris per rotulas incisis in eius pinguedine fricatis; aliquantulum bulliant predicta minutim incisa; et imponatur panis per

viscere, viene lavata molto accuratamente. Successivamente viene infilzata su una griglia e fissata con una forchetta, poi grigliata non troppo vicino al fuoco. Questo deve essere osservato per ogni uccello acquatico; e sotto di esso viene posizionata una padella con cipolle o mele tagliate a pezzi, vino e acqua per raccogliere il grasso che gocciola da essa.

Dopo essere stata ben grigliata e cotta, viene scomposta nelle sue parti: prima dalle ali alla schiena, poi le cosce, poi i due lati, successivamente l'addome in tre parti e la schiena in tre parti simili.

Dopo di che, tutto viene spolverato con sale fino e coperto con un canovaccio, tra due ciotole, e consumato con una buona salsa all'aglio[37], preparata nel seguente modo: prendi spicchi d'aglio sbucciati e puliti e pestali con un pezzo di pane bianco, sale e albume di un uovo sodo; il tutto viene inzuppato in *Agresta* o aceto e, dopo avervi versato del grasso dello stesso volatile, viene servito.

2.9   Il collo viene invece preparato bene con la testa, i piedi e altre interiora, lavato in acqua e vino e cotto con salvia, prezzemolo e issopo. Successivamente, si pestano le spezie con queste erbe e un pezzo di pane, insieme al tuorlo d'uovo precedentemente menzionato, in brodo con un po' di *Agresta* o aceto; si aggiunge il tutto su cipolle o porri tagliati a fette, precedentemente rosolati nel grasso dell'oca. Gli ingredienti menzio-

bucellas incisas, et administretur.

Sunt quidam qui preparant caput et collum in hunc modum: primo deponunt os colli; post, ipsam pellem ad modum salsium implent tali condimento: accipiunt sanguinem cum pinguedine et vitella ovorum ac herbis decoctis; et detruncant bene cutellis in tabula species apponendo, de quo collum implent, et extremitates lig[u]ant et in aqua dequoquunt, post assando in craticula super prunas, et comedunt.

Idem dico posse fieri de collo cigni sive gruis.
Item, aliqui caput cindunt per medium et, sal super aspergendo, assant in craticula.
Sunt etiam quidam qui lig[u]ant ipsum collum a corda supra dorsum, ante, ad assandum; qui lardationem non indigent dum pinguis est. Sed eius pinguedo, si necesse fuerit, per se fundi poterit. Sunt quidam qui distemperant brodium extremitatum cum lacte amigdalarum vel ovium.

Et hec de auca sufficiant.

2.10 Notandum quod grues, faszani, perdices atque columbe, meliori modo semper sunt preparandi, assandi et a remotis primo, et non in aqua, dequoquendi.
Et hoc penitus velut de aucis dictum est.
Sed columbe sagimine porci incrassande

nati devono essere tritati finemente e far cuocere un po'; si aggiunge poi del pane tagliato a pezzetti e si serve.
Ci sono alcuni che preparano la testa e il collo nel modo seguente: rimuovono prima l'osso del collo; poi riempiono la pelle come se fosse una salsiccia con il seguente ripieno: prendono sangue con sugna e tuorlo d'uovo e erbe bollite; quindi lo tagliano a pezzi sul tavolo con coltelli, aggiungendo erbe aromatiche, con questo riempiono il collo, legano le due estremità insieme e lo cuociono in acqua, poi lo grigliano su una griglia sopra il carbone e lo consumano.
Lo stesso, dico, si può fare con il collo di un cigno o di una gru.
Allo stesso modo, alcune persone tagliano la testa in due parti, cospargono sale sopra e la grigliano su una griglia.
Ci sono anche persone che legano il collo con un cordino sulla schiena prima di grigliare; non è necessario ungere con lo speck se è grasso. Ma il loro grasso può, se necessario, essere versato su di loro.
Ci sono persone che preparano il brodo degli arti con latte di mandorle o latte di pecora.

Ciò dovrebbe essere sufficiente riguardo alla carne di pollame[38].

2.10 Va notato che le gru, i fagiani, le pernici e i colombi devono sempre essere preparati nel modo migliore, grigliati e inizialmente cotti a una certa distanza dal fuoco, ma non nell'acqua.
E questo vale soprattutto per gli uccelli più grandi. Ma i colombi devono essere

sunt, ad hoc ut citius dequoquentur nec comburantur. Non indigent salsamento, sed tantum modici salis aspersione. Si quis tamen salsam habere desiderat, sit salsa viridis sive camelina.

unti con lo strutto di maiale in modo che cuociano più velocemente senza bruciare. Tuttavia, non necessitano di una salsa salata, ma devono essere leggermente cosparsi di sale. Se qualcuno desidera comunque una salsa, si può usare una salsa verde o una salsa *Camelina*[39].

2.11 De cuniculis atque leporibus parandis, talis modus est atque capriolis et agnellis: primo pelliculis integris existentibus, sed non caprioli vel agnelli; deinde remotis intestinis atque capitibus, aqua frigida peroptime laventur et in ipsa aliquantulum iaceant. Post aliquantulum perbulliant ut caro infletur ac magis dealbetur. Post in veru locentur et undique bene lardentur et igni apponantur et, ut moris est, assentur. Et post decoctionem frustratim incidantur. Postea bulliant hoc modo: incidantur cepule per rotulas tenues et frigantur in sagimine; post, imponitur condimentum specierum, et sunt species ad divites et magnates: piper triplex, cynamomum, nux muscata, macis, gariofili, cubebe, galanga, cardamomum, grana parasidi, de quibus ad placitum sit pulvis, et in condimentum apponitur et aceto distemperatur. Hoc appetitum comedendi provocat, stomacum confortat et cibum magis reddit delectabilem et saporosum. Ad homines simplices et mediocres sufficiat: piper uncias ·3· cum canella et mica panis.

2.11 Per la preparazione di conigli e lepri, si segue il seguente metodo, così come per i capretti e gli agnelli: innanzitutto con le pelli intatte, ma non per i capretti e gli agnelli; successivamente, dopo aver rimosso le interiora e le teste, vengono lavati molto accuratamente in acqua fredda, dove devono rimanere per un po'. Dopo di ciò, devono essere scottati leggermente per far espandere la carne e renderla più bianca. Successivamente vengono infilzati su uno spiedo, unti bene da tutti i lati, portati vicino al fuoco e grigliati secondo la consuetudine. E quando sono cotti, devono essere tagliati a pezzi. Dopo di ciò, vanno cotti nel seguente modo: si tagliano le cipolle a fette sottili e si soffriggono nello strutto; successivamente si aggiunge una miscela di spezie, ovvero spezie per i ricchi e i signori: pepe triplo[40], cannella, noce moscata, fiore di macis, chiodi di garofano, pepe di cubebe, galganto, cardamomo, grani del paradiso[41], tra cui, a piacere, anche in polvere, e questo viene aggiunto come salsa e mescolato con aceto. Ciò stimola l'appetito di chi lo mangia, rafforza lo stomaco e rende il piatto delicato e saporito. Per persone comuni e normali,

Sunt quidam homines qui liniunt undique iam assatos caprioles et agnellos vitellis ovorum concassatis et in croco superiectis. Sunt etiam quidam qui ventrem replent condimentis, ut pullis est superius declaratum, et consu-[m]unt et assant et administrant. Sit istis salsa viridis vel camelina. Sunt etiam quidam qui distemperant ovorum vitella vino vel cervisia et in hiis aliquantulum bullire faciunt predictum agnellum frustratim divisum; istorum intestina et capita bene preparata ac lota bullire faciunt in aqua et vino et post, decocta, frustratim incisa frixando bene cum sagimine; post imponunt condimentum lactis amigdalarum com croco vel alio modo ad placitum.

potrebbe bastare il seguente: tre once di pepe[42] con cannella e un pezzo di pane.
Ci sono persone che spennellano già i capretti e gli agnelli grigliati su tutti i lati con tuorli d'uovo sbattuti e cosparsi di zafferano. Ci sono anche persone che riempiono il ventre con la salsa, come già detto per i polli, e lo cuciscono e lo grigliano, quindi lo servono. Per accompagnare questi, si dovrebbe offrire salsa verde o salsa *Camelina*. Ci sono anche persone che mescolano i tuorli d' uovo con vino o birra e fanno bollire il già menzionato agnello per un po' dopo averlo scomposto; fanno bollire bene gli intestini e le teste ben preparati e lavati in acqua e vino e li friggono poi, quando sono cotti, a pezzi con lo strutto; successivamente, versano sopra una salsa di latte di mandorle con zafferano o, a piacere, con altri ingredienti.

2.12 Porcellus iuvenis in veru assatur integer, non abcisis pedibus nec capite, et impletur ventrem eius de condimento cum suo iecore superius determinato, et assatur; et per rotulas ex-transverso inciditur, prius elevatis cruribus et capite; et ad edendum datur cum bullito pipere vel salsa camelina. Quia cibus est flevaticus et corruptibilis in stomaco: unde indiget bono condimento.

2.12 Un maialino giovane viene interamente grigliato allo spiedo, senza tagliare via né i piedi né la testa; quindi il ventre viene riempito con una salsa fatta dallo suo stesso fegato, come descritto sopra, viene grigliato di nuovo e poi tagliato trasversalmente a fette, dopo aver sollevato le zampe e la testa; viene servito con pepe bollito o salsa *Camelina*, poiché questo piatto provoca flatulenze e fermentazione nello stomaco: pertanto, richiede una buona miscela di spezie.

2.13 Caro porcina assanda: circa renes accipitur cum costis vel iuxta spinam

2.13 La grigliatura della carne di maiale: si prende dalla regione dei reni con le

dorsi et in vino, qui vult, per unum diem iacere permititur ut dealbetur et tenerior fiat et saporosior. Et in veru assatur et supponitur sartago cum vino et cepulis incisis ad colligendum pinguedinem distillantem. Postea frustratim inciditur et aliquantulum frissando bulliri permititur cum predicta pinguedine et cepis frixatis ac condimento specierum.

Quidam simpliciter assatas comedunt sine condimento cum salsa viridi, sal aspergendo. Sunt etiam qui carnes porcinas vel bovinas perminuta frustra incisas ponunt in poto cum aliquantulo vini vel aque, bene cooperto, cum suo iure vel pinguedine, quasi frissandum bullire permittunt ad plenam decoctionem, sepe movendo. Post, imponunt cepas; post, condimentum specierum.

2.14 Assatura bovina, cum costis iuxta dorsum acceptum, simpliciter in veru assatur et cum bullito pipere administratur.

2.15 Armus arietis lardatur et in veru ponitur et assatur et sal super aspergitur; inciditur et cum salsa viridi comeditur.

Generaliter omnes carnes communiter in aqua dequoquende sunt: porcine, bovine et arietine. Statim sal imponatur. Et dum bullire incipiunt, bene despumentur; et aqua frigida in decoctione non fundatur quia carnes in brodium

costole o dalla zona vicino alla colonna vertebrale e, se si vuole, si lascia in ammollo nel vino per un giorno, in modo che diventi più chiaro, tenero e saporito. Poi viene grigliato allo spiedo, sotto di esso viene posto un tegame con vino e cipolle tagliate, per raccogliere il grasso che gocciola. Successivamente si taglia a pezzi e si fa stufare per un po' con il grasso menzionato, le cipolle fritte e una salsa di spezie.
Alcune persone la mangiano <la carne del maiale> semplicemente grigliata senza spezie con salsa verde, cospargendola di sale. Altri mettono carne di maiale o manzo tagliata a pezzettini in una pentola con un po' di vino e acqua, e la lasciano stufare bene coperta nel proprio sugo o grasso, finché non è completamente cotta, mescolando spesso. Successivamente, aggiungono le cipolle e poi una salsa di spezie.

2.14 Arrosto di manzo, tagliato con le costole vicino alla colonna vertebrale, viene semplicemente grigliato sullo spiedo e servito con pepe bollito.

2.15 La coscia superiore di agnello viene unta, infilzata nello spiedo e grigliata, poi viene spolverata con sale. Viene tagliata e consumata con una salsa verde.
In generale, tutti i tipi di carne dovrebbero essere bolliti in acqua: carne di maiale, carne di manzo e carne di agnello. Il sale dovrebbe essere aggiunto immediatamente. Quando cominciano a bollire, devono essere bene schiumati; e

reddit insipidum.

Notandum est quod lardum et carnes salse cum synapi comedenda sunt et carnes porci similiter recentes; carnes vero recentes bovine cum salsa viridi vel camelina.

2.16 Carnes cervine ac porci silvestris dequoquuntur velut alie carnes et comeduntur cum pipere nigro bullito.

2.17 Sulta id est *souet* in gallico hoc modo fit: extremitates porci, videlicet pedes, auricule et caput frustratim incise, bene decocte et infrigidate in aceto bono mediocriter salsato ita ut tantum submergantur.

Quidam imponunt salviam et petrosillum minutim incisum. Quidam terunt petrosillum et salviam cum pipere et zinzibero et imponunt ad modum salse. Quidam etiam imponunt sulte stomacum, iecur, palterum et intestina bovina, ut diutius cum bono sapore preserventur; post assant in broculum et craticula.

2.18 Salsucia multis modis fieri possunt et intestinis porcinis grossis et gracilibus: accipitur epar cum corde atque splene et subtiliter truncatur vel confringitur cutellis in tabula cum sale et pinguedine circa intestina et renes reperta; et imponunt grossis intestinis et

non si dovrebbe aggiungere acqua fredda durante la cottura, poiché rende la carne nella broda insipida.
Si noti che lo speck e la carne salata dovrebbero essere mangiati con senape, così come la carne di maiale fresca; tuttavia, la carne di manzo fresca dovrebbe essere accompagnata da salsa verde o *Camelina*.

2.16 La carne di cervo e cinghiale viene cotta come le altre carni e viene mangiata con pepe nero bullito.

2.17 Un'aspic ("*Sulta*") o *Souet* in francese[43] si prepara nel seguente modo: le estremità del maiale, cioè i piedi, le orecchie e la testa, vengono tagliate a pezzetti, cotte bene e raffreddate, e immerse in un buon aceto moderatamente salato, in modo che siano appena coperte.
Alcune persone aggiungono salvia e prezzemolo tritato. Altri pestano prezzemolo e salvia con pepe e zenzero e lo aggiungono come una salsa. Altri ancora aggiungono stomaco, fegato, rumine e intestini di manzo alla gelatina di carne ("*Sulta*") in modo che duri più a lungo e abbia un buon sapore; poi lo grigliano sullo spiedo con forchetta fermacarne[44].

2.18 Le salsicce possono essere preparate in molteplici modi, con budella di maiale spesse o sottili: si prende fegato con cuore e milza e si trita o si taglia con coltelli sul tavolo insieme a sale e al grasso che si trova intorno agli intestini e ai reni; ciò viene inserito nelle budella

dequoquunt vel implent stomacum et exponunt fumo camini.

Quidam accipiunt carnes macras circa renes et spinam dorsi et alii repertas et hagant subtiliter cultris cum pinguedine ac pulvere piperis et cumini et sufficiente sale et imponunt gracilibus intestinis et crudas in camino su<s>pendunt.

Hec quidam assant cruda, quidam in aqua dequoquunt. Alii accipiunt gracilia intestina et alia, bene lota atque salsata, cum cultro in longum inciso, et ligant cum salice et imponunt grossis intestinis, et in camino presumant.

Condimentum aliud: accipitur sanguis po<r>cinus vel ovinus atque bovinus decoctus; et frixatur cepis et sagimine in sartagine et sale et ponunt in paraside super aspergendo pulverem specierum.
Aliud condimentum: accipiuntur agnelli vel porcelli intestina bene lota et pinguia cum aliis interioribus et in aqua dequoquuntur. Post, in tabula subtilissime inciduntur. Post, parum bulliunt in condimento facto de vitellis ovorum et aceto et croco ac pulvere specierum et decoctis pinguedine.

Quidam imponunt predicta grosso modo incisa et in sagimine ac cepis ante frissata et administrant.

Aliud condimentum: accipitur frissura porci vel ovis et frustratim inciditur et bene lavatur; et dequoquitur in oleo vel sagimine frixatur, et pulvis specierum

spesse e cotto fino a quando è pronto oppure viene inserito in uno stomaco e affumicato nel camino.
Alcune persone prendono carne magra, che si trova intorno ai reni e alla colonna vertebrale, e la tagliano finemente con coltelli, insieme a grasso, pepe macinato, cumino e abbondante sale, e la inseriscono in budella sottili, appese crude nel camino.
Alcune persone le grigliano crude, altre le cuociono in acqua. Altri ancora prendono budella sottili e altre, ben lavate e salate, le tagliano lungo con il coltello, le legano insieme con rami di salice e le inseriscono in budella spesse, appendendole nel camino.
Un altro ripieno per i salumi: si prende sangue cotto di maiale, pecora o manzo. Si rosola con cipolle e strutto in una padella con sale e si mette in una ciotola, cospargendolo di polvere di spezie.
Un altro ripieno per i salumi: si prendono budella di agnello o maiale ben lavate e grasse insieme ad altre frattaglie e si cuociono in acqua. Successivamente vengono tagliate molto finemente sul tavolo. Poi vengono fatte bollire per un po' in un brodo fatto con tuorli d'uovo, aceto, zafferano e polvere di spezie, insieme al grasso bollito delle frattaglie.
Alcune persone mettono gli ingredienti sopra menzionati, tagliati grossolanamente, in grasso e cipolle, li friggono e servono.
Un altro ripieno: si prende carne grigliata di maiale o pecora, si taglia a pezzetti e si lava bene; quindi la si frigge in olio o strutto, si spolvera con polvere di spezie

super aspergitur et datur.
Alii terunt petrosillum et salviam cum sale, pipere, canela, zinzibero; distemperant vino et decoctionis aqua, in quo bullire faciunt predicta, et dant.

Tr III (3)

Nunc sufficienter de carnibus dictum est. Restat amplius ut de piscibus, ovis, caseis, leguminibus, herbis, radicibus et fructibus atque aliis condimentis titulum sermonis nostri dirigamus et primo de piscibus.

3.1 Dequoquuntur pisces otres, id est *oistres*, per modicam horam in aqua pura. Post, accipitur cynamomum, zinziberum, piper, cuminum et tere bene cum croco, et distempera cum vino vel lacte amigdalarum et aliquantulo aque et fac bullire in patella cum cepis oleo frixatis. Quo bullire incipiente, impone otras aqua bullitas. Et administra.

3.2 Rumbi vel salmones in longum inciduntur et in aqua dulci salita ad sufficientiam dequoquuntur. Quibus decoctis et infrigidatis in galatina reservari possunt.
Vel tali modo: accipitur salvia et petrosillum et minutim inciditur; et in aceto bene salso ponitur vel in mortario bene teritur et cum aceto distemperatur, in quo iam pisces predicti preservantur.

e si serve.
Altri tritano prezzemolo e salvia con sale, pepe, cannella e zenzero; mescolano il tutto con vino e il brodo degli ingredienti sopra menzionati e servono.

Tr III (3)

Ora è stato parlato abbastanza della carne. Ciò che manca è che rivolgiamo l'attenzione del nostro discorso più verso il pesce, le uova, i formaggi, i legumi, le erbe, le radici, i frutti e altri condimenti, ma prima di tutto verso il pesce.

3.1 I pesci "Otres", ovvero oistres (ostriche[45]), vengono cotti a vapore in acqua pura per circa un'ora. Successivamente si prende cannella, zenzero, pepe e cumino, si pestano con lo zafferano, si mescolano con vino o latte di mandorle e un po' d'acqua e si fanno bollire in una padella con cipolle precedentemente rosolate nell'olio. Quando ha iniziato a bollire, si aggiungono le ostriche cotte a vapore in acqua e si serve.

3.2 Il rombo o il salmone vengono tagliati longitudinalmente e cotti in acqua dolce[46] abbondantemente salata. Dopo che sono cotti e raffreddati, possono essere conservati in gelatina.
O in questo modo: si prende salvia e prezzemolo e si tritano finemente; si mettono in aceto ben salato o si pestano nel mortaio e si mescolano con aceto, dove vengono conservati i pesci menzionati in precedenza.

3.3 Murene vel anguille dequoqui possunt assando in veru vel in pastillo, hoc modo: primo anguilla excorietur pellicula et perfrustra dividatur et peroptime lavetur; et post, in pasta ponitur inter species cum croco; et salsa circa ponitur et in furno dequoquitur.

3.3 Murene[47] o anguille possono essere cotte alla griglia o al forno con una crosta di pasta, nel seguente modo: innanzitutto, l'anguilla viene spellata, tagliata a pezzi e lavata molto bene; successivamente, viene avvolta con spezie e zafferano in una crosta di pasta, si aggiunge salsa intorno e si cuoce in forno fino a cottura completa.

Quandoque perfrustra incisa et in veru locatur et assatur, et cum salsa camelina vel viridi comedatur.

Quando viene tagliato a pezzi e infilzato su uno spiedo per essere grigliato, si mangia con salsa *Camelina* o salsa verde.

Quandoque in aqua dequoquitur cum decoctione, cum aliquantulo vini albi vel aceti vel agresta distemperatur sanamunda, petrosillum, salvia, pipere, zinzibero, cinamomo; in quo anguilla decocta aliquantulum bullitur. Quidam apponunt cepas in oleo frixatas. Sunt etiam quidam qui in trapa dequocunt, et hoc pluribus modis fieri poterit.
Item dico fieri posse de murena. Quidam assant in veru integram; quidam per partes incisam.

Quando viene cotto in acqua, si prepara una salsa con il brodo, un po' di vino bianco o aceto o puro agresta, prezzemolo, salvia, pepe, zenzero e cannella; in questa salsa si fa bollire brevemente l'anguilla cotta. Alcune persone aggiungono cipolle rosolate nell'olio. C'è anche chi lo cuoce nella "grotta"[48] e ciò può avvenire in molti modi.
Lo consiglio anche per la preparazione delle murene. Alcune persone le grigliano intere allo spiedo, altre le tagliano a pezzi.

3.4 Predicto modo exomagara cum pipere bullito comedenda.

3.4 Nel modo descritto si può mangiare il pesce sgombro[49] con pepe bollito.

3.5 Rax vel canis marinus perfrustra incisus aliquantulum in aqua dequoquitur; post deponitur et a pelliculis mundatur; et iterum in aqua monda dequoquitur donec satis fit. Et cum aleata comeditur.

3.5 La razza[50] o lo squalo si cuociono tagliati a pezzi per un po' d'acqua; successivamente vengono tolti dal fuoco, puliti dalle pelli e nuovamente cotti in acqua fino a quando sono sufficientemente cotti. Si mangiano con la salsa all'aglio[51].

3.6 *Pleiz* dequoquitur in aqua vel

3.6 Il *Pleiz* (=platessa?, un pesce piat-

assatur. Et cum vino superfuso et sale comeditur.

3.7   Morua in aqua dequoquitur et cum synapi comeditur vel cum aleata, hoc modo: teruntur allea et mica panis et cum lacte amigdalarum vel nucum distemperatur. Et ponitur in cepis in oleo frixatis cum morua et aliquantulum bulliri permitatur.

Idem fit de rungra paranda.

3.8   Lucii vel tenche in aqua dequoquuntur et cum salsa viridi vel camelina comeduntur. Et qui voluerit in galatina diu servari poterunt: dequoquitur in aqua.
Sunt quidam qui dequoquunt tenchas per partes incisas, in trapa, frixando cum cepis et oleo. Post, imponunt brodium specierum distemperatum aceto vel vino vel agresta.
Ita dico de breynis.

3.9   Perce vel *roches* vel alii pisces in aqua dequoquuntur; aliquando cepas minutim incisas interponendo, ad dulcorandum et ad amaritudinem tollendam, et comeduntur cum salsa viridi; aliquando frixantur in oleo ut magis sint saporosi.
3.10   Molles lavantur; post, in vino post modicam horam dequoquuntur; quorum decoctio distemperatur zinzibero, pipere ac cynamomo; et sale come-

to)[52] viene cotto in acqua o grigliato. Viene poi irrorato con vino e mangiato con sale.

3.7   Il merluzzo viene cotto in acqua e mangiato con senape o salsa all'aglio, nel seguente modo: si schiacciano gli spicchi d'aglio e si mescolano con un pezzo di pane e latte di mandorle o noci. Questo viene aggiunto al merluzzo insieme a cipolle rosolate in olio e si lascia bollire brevemente.
La stessa procedura si segue quando si prepara "Rungra" (anguilla di mare?)[53].

3.8   Lucci o carpe vengono cotti in acqua e mangiati con salsa *Camelina* o salsa verde. Se si desidera, è possibile conservarli a lungo in gelatina: devono essere cotti in acqua per questo.
Ci sono persone che cuociono le tinche tagliate a pezzi nella "grotta", rosolandole con cipolle e olio. Successivamente aggiungono un brodo di spezie diluito con aceto, vino o agresta.
Stesso procedimento consiglio per le trote.

3.9   Luccio o razza o altri pesci vengono cotti in acqua, aggiungendo dopo un po' cipolle tagliate finemente per attenuarne il sapore amaro, e vengono consumati con salsa verde. A volte vengono anche fritti nell'olio per renderli più saporiti.
3.10   Le cozze vengono sciacquate e poi cotte in vino per circa 1 ora; il loro brodo viene mescolato con zenzero, pepe e cannella, e vengono consumate con sa-

duntur.

3.11 Cancer in modica aqua dequoquitur ad rubedinem, et cum solo sale vel agresta comeduntur.

Hoc si bene intellexeris, omnes pisces assando vel dequoquendo in aqua, preparari possunt ad placitum.

Tr IV (4)

Modo narrandum est de condimentis delicatis dominorum, ad naturam confortandam et appetitum provocandum.

4.1 *Blanc mangier* hoc modo fit: accipe risum bene purgatum et electum et lotum aqua pura clara, et ipsum contunde in mortario, ut fiat ad modum farine. Post, accipe carnes bene decoctas de pectore pullorum, extransvers[s]o minutim incisas, quas contunde in mortario subtillissime; et facias bullire in lacte amigdalarum aut nucum vel ovium, de zucaro apponendo. Post, impone farinam risi et fac bullire aliquantulum, continue movendo cum cocleari, ne comburatur nec fumum sentiat.

Et si vis habere croceum, distempera cum lacte predictum crocum. Post, impone scutellis pulverem zuccari, super aspergendo aliquantulum infrigidato, quia aliter zucara funderetur. Et in circuitum pone amigdalas excoriatas croco intrictas et in oleo vel melle bene

le.

3.11 Il granchio viene cotto in acqua non troppo abbondante fino a quando diventa rosso e viene consumato con sale o *Agresta*.

Se hai capito questo, tutti i pesci, che siano grigliati o cotti in acqua, possono essere preparati a piacere.

Tr IV (4)

Ora dobbiamo parlare degli ingredienti pregiati del signore, che servono a rafforzare il corpo e stimolare l'appetito.

4.1 Il *Blancmanger* (piatto bianco)[54] si fa nel seguente modo: prendi riso ben pulito, selezionato e lavato in acqua pura e limpida, e pestalo in un mortaio fino a ottenere una consistenza simile a quella della farina. Successivamente, prendi pezzi di petto di pollo ben cotti, tagliati a croce, e pestali molto finemente nel mortaio. Cuocili in latte di mandorle, noci o pecora, aggiungendo zucchero. Poi aggiungi la farina di riso e lasciala cuocere un po', mescolando continuamente con un cucchiaio per evitare che si bruci e per evitare odori bruciati.
Se vuoi che sia di colore giallo zafferano, mescola il suddetto zafferano con il latte. Cospargi poi zucchero a velo sulle ciotole, dopo che si è raffreddato un po', altrimenti lo zucchero si scioglierebbe. E posiziona lungo il bordo mandorle sbucciate, rotolate nello zafferano e ben

fricatas.
Sunt quidam qui dequoquunt risum in aqua per unam horam; post, stare permitunt ut infletur; post, imponunt de lacte amigdalarum, ut dictum est.

Idem poterit de granello ordei vel avene.

arrostite[55] in olio o miele.
Ci sono persone che cuociono il riso in acqua per un'ora; successivamente lo lasciano riposare affinché assorba il liquido; poi aggiungono latte di mandorle, come descritto in precedenza.
Lo stesso si può fare con i chicchi d'orzo o d'avena.

4.2 *Mistembec* hoc modo fit: accipe de pasta tritici l<e>[a]vata, quantum volueris, et aliquantulum de amido in aqua tepida dissoluto; de quo distempera predictam pastam ut fiat ad modum sorbitii; et facias descendere per scutellam in fundo et in latere foramen habende, et fac descendere in oleo fervido vel sagimine porci, diversas formulas ad placitum pertrahendo. Quibus per decoctionem induratis, et ad hoc calidis existentibus, proice in syrupo de zuccaro aut de melle facto, et protinus remove.

4.2 *Mistembec*[56] si prepara nel seguente modo: prendi una quantità desiderata di impasto di frumento lievitato[57] e un po' di amido sciolto in acqua tiepida; mescola l'impasto menzionato in modo che diventi simile a una zuppa densa di uova[58] e lascialo passare attraverso una ciotola che ha un buco in fondo e ai lati, facendolo scorrere in olio caldo o strutto di maiale, formando diverse forme a piacere. Una volta solidificati dalla frittura e mentre sono ancora caldi, immergili in uno sciroppo fatto con zucchero o miele e tirali fuori immediatamente. [59]
Lo sciroppo si ottiene nel seguente modo: sciogli lo zucchero in acqua bollente. Successivamente, rendilo trasparente con le bucce delle uova (o l'albume), che utilizzi (?)[60].

Syrupus hoc modo fit: dissolve zuccaram in aqua bulliente. Post clarifica ovorum glarea quo utere.

Quidam inspissant ad modum paste et agitant in tabula cum ligno rotundo ad creandum formulas roseas protrahendo. Post, in oleo bulliri permitunt.

Alcune persone lo rendono più spesso come una pasta e lo mescolano sul tavolo con un bastone di legno rotondo per ottenere forme simili a rose. Successivamente, lo friggono nell'olio.

4.3 *Forcres* hoc modo fit: tere gastellum vel alium panem album in ferro infrixorio subtilissime ac minutissime. Postea, cum aqua calida distempera.

4.3 *Forcres* si preparano nel seguente modo: grattugia un "Gastellum" (tipo di pane)[61] o un altro pane bianco in una padella antiaderente fino a ottenere bri-

Deinde, tere species cum croco ac lacte amigdalarum vel alio lacte apponendo. Et, si vis, vitella ovorum appone, et incorpora predicto gastello et dequoque in patella vel potto bene movendo. Et si vis, post, appone vitella ovorum diligenter conquassata. Quo in scutellis posito, super asperge pulverem specierum.

Et quod dixi de lacte, idem dico posse fieri de brodio pingui carnium qui voluerit.

4.4 *Arpa* hoc modo fit: accipe carnes pullorum decoctas de pectore ex transvers[s]o incisas, [c?]arpinas[62] inter digitos minutim dilaniando; quas dequoque in aqua cum zinzibero vel oxizuccara in patella. Post appone farinam risi et, si volueris, appone de speciebus et de croco. Quo indurari incipiente, circumpone parum de sagimine porci ne patella adhereat vel comburatur. Post pone in scutellis cum cocleari, sagimine involuto.

Quidam apponunt ovorum vitella.

4.5 Brodium pullorum hoc modo fit satis delectabile et saporosum: contunde in mortario piper, zinziberum, cuminum, piper album et longum. Post, vitella ovorum distempera lacte amigdalarum et aliquantulo iure pullorum. Post, fac bullire cum pullis in ·4· partes partitis. Et, si volueris, apponere poteris

---

ciole molto sottili. Quindi mescola con acqua calda. Successivamente, grattugia spezie con zafferano e aggiungi latte di mandorle o un altro tipo di latte. E, se lo desideri, aggiungi tuorli d'uovo e mescola con il pane bianco, cuocilo in una padella o in una pentola mescolando continuamente. E dopo, se vuoi, aggiungi tuorli d'uovo ben sbattuti. Dopo averlo messo in ciotole, cospargi di polvere di spezie.

E quello che ho detto riguardo al latte, lo dico anche per chiunque voglia farlo con un brodo di carne grassa.

4.4 *Arpa*[63] si prepara nel seguente modo: prendi la carne di petto di pollo cotta, tagliata a croce, e sminuzzala tra le dita in piccoli pezzi; cuoci questo in acqua con zenzero o aceto di zucchero in una padella. Successivamente, aggiungi farina di riso e, se lo desideri, spezie e zafferano. Quando comincia a solidificarsi, aggiungi un po' di grasso di maiale intorno, in modo che non attacchi alla padella o si bruci. Successivamente, mettilo in piccole ciotole, avvolto nel grasso.

Alcune persone aggiungono tuorli d'uovo.

4.5 Brodo di pollo si prepara nel seguente modo, molto buono e saporito: Pesta nel mortaio pepe, zenzero, cumino, pepe bianco e pepe lungo. Successivamente, mescola i tuorli d'uovo con latte di mandorla e un po' del brodo di pollo. Fai bollire questo con i polli tagliati in 4 pezzi. Se vuoi, puoi aggiungere

petrosillum, salviam, ysopum in ipso pullo decoctum.

Dequoque partes extremas ante minutim incisas in aqua et vino. Post, teras piper et petrosillum et crocum et impone brodium. In ultimo, caseum impone pinguem per rotulas vel minutim incisum; et administra ad comedendum.

4.6 Piraceum vel pomaceum hoc modo fit valde saporosum: pira in aqua dequoquuntur donec sint bene mollia. Post excorticata ab interioribus mondificentur et peroptime in mortario mondo terantur. Post, apponantur vitella ovorum cruda cum aliquando croci et pone in potto. Quo bullire incipiente, impone pinguedinem porci vel anseris vel galline. Quibus in scutellis positis, super aspergas pulverem specierum et impone poto et, si vis, butiri pinguedinem.

Idem fac de pomis, coctanis, cucurbitis, cucumeribus ac aliis fructibus.

4.7 Dequoque cepas in aqua bene a corticibus purgatis. Confringe bene cum cocleari in ipso potto ereo. Quo facto, impone porci, vel butirum recens, vel lac amigdalarum, vel aliud brodium. Si vis, colora croco et cetera.

Et quod tibi dixi de cepis, hoc idem facere poteris de rappellis si vis.

4.8 Dequoque pullum integrum aut in

prezzemolo, salvia e issopo cotto con lo stesso pollo.

Cucina gli arti, dopo averli tagliati, in acqua e vino fino a cottura. Successivamente, pestare pepe, prezzemolo e zafferano e aggiungerli al brodo. Infine, aggiungi il formaggio grasso tagliato a fette o a pezzetti e servi.

4.6 La composta di pere o mele si prepara nel seguente modo:[64] Le pere vengono cotte in acqua fino a diventare molto morbide. Successivamente vengono sbucciate e private del nocciolo, poi vengono pestate molto finemente in un mortaio pulito. Aggiungi poi i tuorli d'uovo crudi e mettili in una pentola con un po' di zafferano. Quando comincia a bollire, aggiungi grasso di maiale, oca o pollo. Dopo averla distribuita nelle ciotole, cospargi di spezie in polvere, mettila nella pentola (?)[65] e aggiungi, se vuoi, burro chiarificato.

Fai lo stesso con mele, cotogne, zucche, cocomeri (cetrioli?)[66] e altra frutta.

4.7 Cucina le cipolle, dopo averne rimosso bene le bucce, in acqua fino a cottura. Poi sminuzzale bene con un cucchiaio nello stesso paiolo di rame. Successivamente, aggiungi strutto di maiale, burro fresco, latte di mandorle o un altro brodo. Se desideri, colora con lo zafferano, ecc.

E quello che ti ho detto riguardo alle cipolle, puoi farlo anche con le rape giovani.

4.8 Cucina un pollo, intero o diviso in

·4· partes divisum in aqua. Post tere piper, cuminum et zinziberum cum petrosillo et distempera cum lacte amigdalarum, et aliquantulum bulliri permite. Post, ab igne remove. Impone vitella ovorum conquassata.

4.9   Dequoque grana tritici vel avene vel risum vel milium, prius aqua calida bene lotum, in aqua per horam. Post, ab igne remove et ingrossari permite. Post, ad ignem reponendo, impone lac ovium vel amigdalarum et bulliri permite. Et si vis, impone ovorum vitella cum lacte et croco distemperata.

4.10 Sorbitium bonum: conquassa ovorum vitella in paraside, de vino modicum apponendo. Post bullias aquam et vinum vel cervesia in aqua et ab igne remove. Et impone cum cocleari predicta vitella ovorum bene movendo.

4.11 Dequoque caseum frustratim incisum in patella cum aqua et vino per horam modicam. Quo remoto, impone interiora ovorum integra in predicta decoctione fervida ut indurantur. Post tere petrosillum et salviam cum pipere, zinzibero et canela, et distempera predicta decoctione. Cui bullienti, iterum impone ova et caseum, et comeduntur cum salsa viridi.

4.12 Qualiter assatur caseus: ponas ipsum integrum bene pinguem existentem in aliquo baculo in ·4· partes diviso

---

4 pezzi, in acqua. Poi pestate pepe, cumino e zenzero con prezzemolo e mescola con latte di mandorle e lascia sobbollire un po'. Poi togli dal fuoco e aggiungi tuorli d'uovo sbattuti.

4.9   Cucina grano, orzo, riso o miglio, precedentemente ben puliti in acqua calda. Poi togli dal fuoco e lascia gonfiare. Successivamente rimetti sul fuoco e aggiungi latte di pecora o di mandorle e fai bollire. E, se vuoi, aggiungi tuorli d'uovo sbattuti con latte e zafferano.

4.10 Una buona zuppa di uova: sbatti i tuorli in una ciotola, versando moderatamente il vino. Poi porta ad ebollizione acqua e vino o birra e toglilo dal fuoco. Aggiungi i tuorli d'uovo menzionati in precedenza mescolando energicamente con un cucchiaio.

4.11 Cucina il formaggio tagliato a pezzi in una padella con acqua e vino per un'ora. Dopo averlo tolto dal fuoco, aggiungi i tuorli d'uovo interi al brodo caldo descritto, in modo che diventino solidi. Successivamente, pestare prezzemolo e salvia con pepe, zenzero e cannella e mescolare con il brodo descritto. Quando il composto ricomincia a bollire, aggiungi nuovamente uova e formaggio, il tutto viene servito con salsa verde.

4.12 In che modo si griglia un formaggio: infila l'intero formaggio piuttosto grasso, diviso in 4 pezzi, su uno spiedo e

fingendo et assa ad ignem, semper vertendo baculum. Et quando assatum fuerit, abrade cutello super bucellam panis assatam, reiterando assationem.

fallo grigliare sul fuoco, girando costantemente lo spiedo. E raschia con il coltello sopra una fetta di pane tostato quando è grigliato, poi continua a grigliare.

Tr V (5)

Dictis de piscibus ac rebus aliis, ad presens nunc de leguminibus atque ovis et poretis ac salsamentis et etiam de rebus aliis comestibilibus me arbitror nunc perorandum.

5.1   Pomaceum hoc modo fit: dequoquuntur poma aliquantulum acria bene preparata a superfluis mollificentur. Post tere subtilissime, pila et distempera lacte, vitellis ovorum crudis et croco infecto. Et impone butirum dulce et de farina tritici, si volueris.

5.2   Butirum in veru hoc modo assari poterit: primo pone in veru micam panis. Cui circumda butirum recens et ad ignem pone revolvendo a remotis. Et dum gustari inceperis, superasperge farinam tritici donec induretur. Est cibus delectabilis atque bonus; et, si vis, condire poteris speciebus et sale.

5.3   Poretam viridem hoc modo con-

Tr V (5)

Dopo aver parlato di pesci e di altre cose, credo che ora sia necessario discutere di legumi, uova, piante di porro e salse, nonché di altre cose commestibili.

5.1   Il composto di frutta si prepara nel seguente modo: alcune frutta acida viene pulita da tutto ciò che è superfluo (scorza e torsolo), ben preparata e bollita fino a diventare morbida. Successivamente, pestala finemente, schiacciala e mescola con latte, tuorli d'uovo crudi e zafferano marinato(?). Aggiungi del burro dolce e un po' di farina di frumento, se lo desideri.

5.2   Il burro può essere arrostito sullo spiedo nel seguente modo: infila prima un pezzo di pane sullo spiedo. Spalma il pane tutto intorno con del burro fresco e mettilo sopra il fuoco, girandolo costantemente in modo che non sia troppo vicino al fuoco. E poco prima di iniziare a mangiarlo, cospargi del farina di frumento sopra, fino a quando diventa croccante. Questo è un piatto molto delicato e gustoso; e se vuoi, puoi condirlo con spezie e sale.

5.3   Verdura di porro verde(?)[67] può

ficere poteris: primo prebullias ipsam, bene truncatam et lotam, in patella per horam modicam. Post, aqua expressa, haccabis in assere vel mortario cum sale debito modo et pone in patella vel potto ciprio et superasperge aliquantulum aceti. Post in crastino fac parve bulliri in potto ereo vel plumbato cum suo iuris condimento.

5.4   Omnis poreta communiter: minutim inciditur et aqua calida lavatur et dequoquitur aliquantulum. Post aqua bene extorquetur et in mortario subtilissime pistatur vel in tabula cultris confringitur. Post brodium pingue carnium apponitur, et dequoquitur.

Quidam dequoquunt cum lardo; quidam [quidam] imponunt farinam gruelli vel gastelli qua utuntur Gallici in omni brodio carnium.

5.5   Dequoquuntur caules in estate, min[n]utim inciduntur et cum lardo coquuntur. Tempore vero hiemali inter manus confri<n>guntur vel integre cum lardo decoquuntur.

5.6   Fabe nove vel pise vel grana novi tritici hoc modo parari poterunt. Et, cum dixi, primo in aqua, postea ad sufficientiam dequoquuntur. Postea tere in mortario piper, zinziberum, crocum, cuminum et cinamomum. Que distempera cum lacte amigdalarum vel ovium et

essere preparata nel seguente modo: prima di tutto, fai bollire il porro dopo che sono stati tagliati gli estremi e ben sciacquati in una padella per circa un' ora. Successivamente, tritalo dopo averlo sgocciolato bene, con abbondante sale su una tavola o nel mortaio e mettilo in una padella o una pentola di rame, versando un po' di aceto sopra. Lascialo poi bollire brevemente il giorno successivo in una pentola di ferro o piombo con il proprio succo come salsa.

5.4   Ogni tipo di porro in generale: <il porro> viene tagliato a pezzetti, lavato con acqua calda e leggermente cotto. Successivamente, l'acqua viene accuratamente strizzata e il porro viene pestato molto finemente nel mortaio o tritato su una tavola con coltelli. Dopo di che, si aggiunge un brodo di carne grassa e si fa cuocere.
Alcune persone lo cuociono con il lardo; altri aggiungono farina per "Gruell" o "Gastell" (tipi di pane?), che i francesi usano per ogni tipo di brodo di carne.

5.5   In estate i cavoli vengono cotti, tagliati finemente e cotti con il lardo. In inverno, invece, vengono schiacciati tra le mani o cotti interi con il lardo.

5.6   Fagioli nuovi o piselli o chicchi di grano fresco possono essere preparati nel seguente modo. Come ho detto, vengono prima <immersi in> acqua[68] e successivamente bolliti a sufficienza. Successivamente, pestate pepe, zenzero, zafferano, cumino e cannella. Mes-

vitellis ovorum duris vel mollibus; et fac bullire cum aliquantulis fabis novis decoctis, semper movendo cum cocleari. Post ab igne remove et alias fabas novas impone et administra.

5.7   Fabe dure et inveterate: primo in aqua ponantur frigida, et stent ad ignem donec bulliendo a mane usque ad vesperam aut per unam noctem. Post, aqua illa abie<c>ta, imponitur alia aqua clara et decoquentur donec crepantur, et pila. Pistentur. Post patella erea per fenestram collentur. Et possunt preparari butiro vel oleo vel iure carnium pingui aut lardo baconis, decoquendo velut pisa.

5.8   Fabe excoriate decoquantur donec mollificari incipiant, aqua calida prius bene lote. Postea depurentur et in mortario peroptime cum pistello agitentur donec effi[c]<g?>iant albissime et ad modum paste spisse. Et dentur cum cepis oleo frixis vel lardo minutim inciso vel croco, ad comedendum.

Idem fac de pisis, si velis.

5.9   Pisa electa bene cum aqua clara lavantur. Postea, ponantur in aqua calida non fervida ad decoquendum. Et dum inflari inceperint ac ingrossari, agi-

colate questo con latte di mandorle o di pecora o con tuorli d'uovo sodo o crudo; e fate cuocere con qualche fagiolo appena cotto. Poi toglietelo dal fuoco, aggiungete gli altri fagioli e servite.

5.7   Fagioli duri e conservati a lungo: innanzitutto, devono essere messi in acqua fredda e lasciati bollire dal mattino alla sera o per una notte intera, mentre cuociono. Successivamente, dopo aver scolato quella prima acqua, si aggiunge acqua fresca e devono cuocere fino a quando si aprono, dopodiché vanno sbucciati. Poi vanno pestati. Successivamente, devono essere passati attraverso una finestra di ferro (una sorta di setaccio, griglia) in una padella di ferro. Possono anche essere conditi con burro, olio o brodo grasso o pancetta affumicata, cucinandoli come piselli.

5.8   Fagioli pelati devono essere cotti dopo essere stati ben puliti in acqua calda, fino a quando iniziano a diventare morbidi. Successivamente, devono essere sciacquati e pestati molto finemente nel mortaio, fino a diventare completamente bianchi e consistenti come la pasta per le tagliatelle. Possono essere consumati con cipolle stufate in olio, pancetta tagliata a dadini o zafferano.
Fai la stessa cosa con i piselli, se lo desideri.

5.9   Piselli selezionati vengono accuratamente lavati con acqua pulita. Successivamente, vanno messi a cuocere in acqua calda, ma non bollente. Quando ini-

tentur cum pistello in mortario, non terendo, ad removendum cortices. Post, aqua monda laventur, et decoquantur et pistentur. Ac brodium carnium imponatur et lardum incisum superponatur.

Quidam, non deponendo cortices, confringunt pisa et imponunt cepas oleo frixatas, aut butirum vel lac ovium, et quisque facit prout sibi placet.

Notandum quod salsa viridis et camelina omnibus merito preferende sunt salsamentis.

5.10 Salsa viridis hoc modo fit: accipe zinziber, cinamomum, piper, nucem muscatam, gariofilos, petrosillum atque salviam. Terantur primo species, post herbe et ponatur tertia pars salvie et petrosilum, et qui voluerit ·3· vel ·2· spice de aleis. Distemperentur aceto vel agresta.

5.11 Salsa camelina hoc modo fit: accipe cinamomum plus aliis, zinziber, piper longum, grana parasidis, nucem muscatam, cubebe; et alias adde, si vis, species; que, peroptime trita in mortario, distempera cum aceto.

Nota quod in omni salsamento et condimento, sal est apponendum, et mica panis ad inspissandum.

5.12 Mustardam conficere poteris de granis tantum sinapi, aut de eruca. Et condire poteris ex appositione mellis vel sape.

---

ziano a gonfiarsi e a diventare più grandi, devono essere schiacciati con il pestello nel mortaio, ma non polverizzati, in modo da rimuovere i baccelli. Poi vanno lavati con acqua pulita, cotti e schiacciati. Infine, aggiungi del brodo di carne e spolvera sopra del lardo tritato.

Alcuni schiacciano i piselli senza rimuovere i baccelli e aggiungono cipolle soffritte in olio, burro o latte di pecora, ognuno a piacere.

Va notato che la salsa verde e la salsa *Camelina* sono giustamente da preferire a tutte le altre salse.

5.10 La salsa verde[69] si prepara nel seguente modo: prendi zenzero, cannella, pepe, noce moscata, chiodi di garofano, prezzemolo e salvia. Innanzitutto, devi pestare le spezie e poi le erbe, aggiungendo un terzo di salvia e prezzemolo, e, se desideri, 3 o 2 spicchi d'aglio. Si mescola con aceto o agresto.

5.11 La salsa *Camelina*[70] si prepara nel seguente modo: Prendi cannella e altre spezie, ovvero zenzero, pepe lungo, grani del paradiso, noce moscata e pepe cubeba; e se vuoi, aggiungi anche altre spezie. Dopo averle pestate finemente in un mortaio, mescola con aceto.

Ricorda che ad ogni salsa o miscela di spezie deve essere aggiunto il sale e un pezzo di pane per addensare.

5.12 La mostarda si può preparare solo con i semi di senape o con la rucola. E puoi aromatizzarla aggiungendo miele o sapa (sciroppo d'uva).

Alleatur(?)[71] vero cum vitellis ovorum decoctis ac zuccara.

Que si ad pisces fuerit, distempera cum aceto; ad carnes de agresta. Et est melior.

Confectio mustardi: accipe de aniso, et parum plus de cumino, et contere bene in mortario. Postea, appone plus de canella quam de zuccara, cum aceto distempera, et adde micam panis. Contere piper in mortario cum pane combusto madefacto, et distempera cum brodio carnium et vino vel aceto. Post in potto parvulo vel pattella bulliri promite bene movendo.

5.13 Otras hoc modo fac: accipe poma bene preparata et aliquantulum acetosa et radices petrosilli bene lotas et decoctas, et piper et zinziberum; que insimul tere bene in mortario. Et, si vis, adde carnes m[i]<a>cras porcinas decoctas et minutissime confractas et vitella ovorum dura et de caseo pingui; que peroptime concussa reclude in pasta bene levata malaxata et decoque in oleo vel sagimine porci in sartagine.

5.14 Tartas vel casiophas fac de caseo molli vel pingui et vitellis ovorum crudis, distemperando lacte amigdalarum vel alio croco infecto bene, et incorporando, et in pasta sub trapa decoque vel in furno.

5.15 Confectio compositi: decoque

Viene legata con tuorli d'uovo cotti e zucchero.

Se è destinata per il pesce, mescola con aceto, per la carne con *Agresta*. In questo modo è migliore.

Preparazione della mostarda: Prendi anice e un po' più di cumino e pestali bene nel mortaio. Aggiungi poi più cannella che zucchero, mescola con aceto e aggiungi un pezzo di pane. Pesta il pepe nel mortaio con del pane tostato ammollato e mescola con brodo di carne e vino o aceto. Successivamente, lascia cuocere in una pentola piccola o in una padella mescolando continuamente.

5.13 *Otras* ("ostriche", una specie di pastella fritta) si preparano nel seguente modo: prendi mele accuratamente preparate e leggermente acide, prezzemolo ben lavato e sbollentato, pepe e zenzero; pestali insieme nel mortaio. E, se vuoi, aggiungi carne di maiale cotta e molto finemente tritata, tuorli d'uovo sodo e un po' di formaggio grasso; racchiudi il tutto, quando è tritato molto finemente, in un impasto ben lievitato e morbido e cuoci in olio o strutto di maiale in una padella da forno.

5.14 Torte o cheesecake si preparano con formaggio morbido o ricco di grasso e tuorli d'uovo crudi, mescolati con latte di mandorle o altro latte colorato con lo zafferano, quindi ben miscelati e cotti in una crosta di pasta in una "grotta" o in forno.

5.15 Preparazione del composto: cuoci

radices petrosilli et apii et caules albas grossas et pone in aceto bono in quo servare[72] poteritis carnes porcinas decoctas et extremitates porci quamdiu volueris et perchas, tencas et luceos et anguillas.

le radici di prezzemolo, sedano e cavolo bianco fino a cottura e aggiungile a un buon aceto, in cui puoi conservare carne di maiale cotta e gli arti del maiale per il tempo che desideri, oppure anche persico, luccio, luccio persico e anguilla.

5.16 Pone poma minutim incisa in brodio carnium et aliquantulum bulliri permite; et cum depilando pila(?); et si vis, pulverem specierum et crocum et aliquantulum farine ad inspissandum, et adde pinguedinem qualem vis, vel butirum.

5.16 Metti mele tagliate a pezzettini in brodo di carne e falle bollire un po'; schiacciale[73] e aggiungi, se vuoi, polvere di spezie, zafferano e un po' di farina per addensare, oltre a del grasso o del burro a piacere.

5.17 Ad carnes porcinas recentes, fac salsam, si non habes aliam, de cepis minutim incisis distemperando cum brodio calido ipsarum carnium.

5.17 Per carne di maiale fresca, se non hai altro, prepara una salsa con cipolle finemente tritate, mescolandole con il brodo caldo della stessa carne.

5.18 Sobra sic fit: accipe petrosillum minutim incisum et distempera iure carnium. ut ita dictum est.

5.18 "Sobra" si prepara nel seguente modo: prendi prezzemolo finemente tagliato e mescolalo con brodo di carne, come descritto.

5.19 Ad alle[cti]a recentia assata, fac salsam de capitibus eorum, et vino exprimendo.

5.19 Per l'aglio alla griglia[74], prepara una salsa con le teste di aglio spremute con del vino.

5.20 Decoque poma, per rotulas incisa, in butiro et distempera cervesia.

5.20 Cuoci a fuoco lento fette di mele tagliate a fette in burro fino a quando sono cotte e condisci con birra.

5.21 Ova concussa in sagimine vel butiro.

5.21 Uova all'occhio di bue in lardo o burro.

Cucurbitas et cucumeres et alios fructus prepara ut dictum est de cepulis.

Prepara le zucche, e i cocomeri (cetrioli?) e altri frutti come è stato detto per le cipolle.[75]

Et hec ad presens dicta sufficiant.

E questo dovrebbe essere sufficiente per il momento.

LIBER DE COQUINA[76]

IL LIBRO DELLA BUONA CUCINA

Incipit liber de coquina ubi diversitates ciborum docentur. Et primo de caulis albis.

Qui inizia il libro della buona cucina, in cui vengono insegnate le peculiarità dei piatti. E prima di tutto parliamo del cavolo bianco.

LC I (6)

LC I (6)

Cum de coquina atque diversitate ciborum hic intendimus, primo a genere herbarum tanquam a facilioribus inchoemus.

Dato che ci stiamo occupando della cucina e delle particolarità dei piatti, iniziamo prima con i tipi di verdure, poiché sono le più semplici.

6.1   Si vis caulles albos bene parare, monda tursones eorum, ita quod de frondibus nihil remaneat; et dum olla cum aqua super ignem bullierit, pone intus tursones sive albedinem caullium scilicet cum aqua predicta, et apposita ibi albedine feniculi, fac tantum bullire, quod sint spissi. Et loco olei, addere poteris brodium carnium quarumcumque.

6.1   Se vuoi preparare bene i cavoli bianchi, rimuovi le foglie dal gambo in modo che non ne rimanga nessuna; e aggiungi i gambi o le parti bianche dei cavoli nell'acqua bollente sopra il fuoco, naturalmente all'acqua menzionata in precedenza, e lascia bollire aggiungendo le parti bianche di finocchio, fino a quando si addensa. Al posto dell'olio[77], puoi aggiungere brodo di qualsiasi carne.

6.2   De caulibus: Ad caulles virides secundum usum imperatoris, accipe cimulas caullium sanas et in caldaria bulliente cum carnibus pone et fac bene bullire. Et inde extractis, pone in aqua frigida. Accepto alio brodio in quodam alio vase, addas albedinem feniculi et

6.2   Sul cavolo: Per il cavolo riccio alla maniera dell'Imperatore, prendi le punte sane dei cavoli e mettile in un calderone con carne in acqua bollente e lascia bollire bene. Dopo averle tolte, mettile in acqua fredda. Prendi un altro brodo in un altro recipiente, aggiungi le

fac eam bullire. Et cum fuerit hora comestionis, pone predictos caulles cum brodio in vase predicto et facias totum parum bullire.

parti bianche del finocchio e fai bollire. E quando è il momento di mangiare, metti le punte di cavolo menzionate precedentemente nel recipiente menzionato precedentemente con il brodo e fai bollire il tutto per un breve periodo.

6.3   In quadragesima, caulles parum elixa. Postea de brodio extrahe et in sartagine vel patella, quod idem est, cum cepis et oleo frige. Postea, omnibus istis cum parum de brodio in olla positis et bullitis aliquantulum, comede.

6.3   Nel periodo di digiuno, fai bollire brevemente i capi del cavolo. Successivamente, togli dal brodo e rosolali con cipolle e olio in una padella. Dopo di che, metti il tutto con un po' di brodo in una pentola, fai bollire brevemente e consuma.

6.4   Caulles facias bulliri in aqua simplici et, cum fuerint bulliti, extrahe de vase et adde petrosillum. Tunc fac eos bene bullire in brodio carnium.

6.4   Fai bollire i cavolfiori in acqua semplice, e, una volta che sono cotti, toglieli dal recipiente e aggiungi prezzemolo. Poi fai cuocere bene il tutto in brodo di carne.

6.5   Ad usum Romanorum: caulles debutatos cum ovis distemperatos cum in aqua bullierint pone et dimitte quousque fuerit cibus paratus cum carnibus porcinis.

6.5   Alla maniera dei Romani: Metti il cavolo tritato(?) e mescolato con le uova, una volta bollito in acqua, a cuocere e lascialo riposare fino a quando il piatto è preparato con carne di maiale.[78]

6.6   Caulles delicatos ad usum dominorum prepara cum albumine ovorum et feniculo et cum omnibus carnibus.

6.6   Prepara dei piccoli cavolfiori alla maniera del signore con albume d'uovo e finocchio, da servire con qualsiasi tipo di carne.

6.7   Porcellanas et rapas albas cum pipere et safrano et ovis et cum omnibus carnibus prepara.

6.7   Prepara le rape rosse[79] e bianche con pepe, zafferano, uova e qualsiasi tipo di carne.

6.8   Ad usum Anglie, fac olus cum farina avene et cum pomis incisis.

6.8   In stile inglese, prepara le verdure con fiocchi d'avena e mele tritate.

6.9   Ad usum Francie, fac olus cum pectoribus gallinarum et cum farina avene: fac olera minuta quod sint incisa, exscorticata vel batuta et pistata bene in mortario cum farina et speciebus et fri[n]gantur cum pinguedine.
Et potest fieri tantum cum safrano.

6.9   In stile francese, prepara le verdure con petto di pollo e farina d'avena: fai le verdure tagliate, cioè tritate, sbucciate o pestate e pestatele bene con farina e spezie nel mortaio, e devono essere brasate nello strutto.
E questo può essere preparato solo con lo zafferano.

6.10   In diebus ieiunii fiat cum oleo. Alio tempore cum lardo, et ponantur carnes loco piscium.

6.10   Nei giorni di digiuno dovrebbe essere preparato con olio, altrimenti con lardo, e al posto del pesce dovrebbe essere aggiunta carne[80].

6.11   {De spiniargiis et atriplicibus:} spiniargia sive atriplicia in aqua bene calida lota extrahe de aqua. Exprime et frige cum oleo et cepa. Postea pone in scutella et desuper asperge species con sale.
Et si vis facere cum lardo, ponas safranum et species et cepam et acetum si vis.

6.11   {Riguardo agli spinaci e all'indivia(?)}[81]: prendi gli spinaci o valerianella(?) accuratamente lavati in acqua calda. Scolali e soffriggili con olio e cipolla. Successivamente, mettili in una ciotola e cospargi le spezie con sale sopra.
E se vuoi prepararlo con il lardo, prendi zafferano, spezie, cipolla e aceto, se lo desideri.

6.12   {De foliis minutis:} ad faciendum folia minuta. accipe petrosillum, feniculum, anetum et cepam; percute fortiter cum cutello in tabula et suffrige cum oleo bene et, acceptis herbis aliis minutis, suffrige simul cum eis dum tamen prius bene fuerint bene percussa, ut supra dictum est; est apposita tamen ibi de aqua parum.

6.12   {Su verdure a foglia piccola}: Per preparare verdure a foglia piccola, prendi prezzemolo, finocchio, aneto e cipolla; trita il tutto energicamente con un coltello sul tavolo e soffriggi bene con olio, cuocile aggiungendo altre foglie di spezie tritate finemente, come descritto in precedenza. L'acqua dovrebbe essere aggiunta solo minima.

Accipe etiam pulpas piscis recentis crudi sine spinis et cum maiorana et rore marino, petrosilino et bonis speciebus cum gariofilo mistis et pistatis fortiter in mortario cum pisce predicto. Fac inde

Prendi anche filetto di pesce fresco crudo senza lische con maggiorana, rosmarino, prezzemolo e buone spezie con chiodi di garofano, tutti miscelati e pestati energicamente con il pesce prece-

tomacellos vel mortarellos ad modum glandis; et poteris ponere in oleribus predictis.

dentemente menzionato nel mortaio. Da questa preparazione fai delle piccole salsicce o mortadelle[82] a forma di ghianda; e puoi servirle con le verdure menzionate in precedenza.

Et hiis oleribus addas de pipere competenter et, si dicta olera percutere volueris. cum cutello facias. Distempera tamen ea cum brodio carnium et postea bullire facias. Et si volueris in eisdem oleribus dequoque salcicias vel alias carnes salsas vel mortarellos. De tumacella predicta: sicut confecta sunt de pisce, poteris facere de lumbello porcino, additis ibi speciebus aliquibus.

E a queste verdure aggiungi la giusta quantità di pepe e, se vuoi tritare le suddette verdure, fallo con il coltello. Mescola comunque con il brodo di carne e fallo bollire successivamente. E se desideri, cucina nello stesso composto salsicce o altra carne salata o mortadella. Riguardo alle suddette salsicce: così come sono fatte di pesce, puoi farle con filetto di maiale, aggiungendo alcune spezie.

6.13 *{In die ieiunii:}* si vis facere optima folia in diebus ieiunii, accipe petrosillum, anetum, maioranam, feniculum, cepam, species cum safrano. Omnia in mortario bene terantur. Postea coquantur cum oleo et ministra.

6.13 *{In un giorno di digiuno:}* Se vuoi preparare delle ottime verdure a foglia in un giorno di digiuno, prendi prezzemolo, aneto, maggiorana, finocchio, cipolla e spezie con lo zafferano. Tutto deve essere ben pestato nel mortaio. Successivamente, cuocilo con olio e brodo di verdure.

6.14 Item, olera cum oleo et parum de aqua: fac quod sint bene stricte cocta et da comedenda.

6.14 Allo stesso modo, verdure con olio e poca acqua: fai in modo che sia cotto ma ancora sodo e servilo.

6.15 *{Aliter:}* recipe herbas odoriferas, feniculum, petrosillun, anetum, maioranam. Percutiantur cum cutello minutissime et frigantur cum oleo et sale et custodiantur bene a fumo. Super scutellas pone species et da comedendum.

6.15 *{In un altro modo:}* Prendi erbe aromatiche, finocchio, prezzemolo, aneto e maggiorana. Devono essere tritate finemente con il coltello e rosolate con olio e sale, tenute lontano dal fumo. Aggiungi le spezie sulle ciotole e servi.

6.16 *{Aliter:}* recipe folia minuta odori-

6.16 *{In un altro modo:}* Prendi piccole

fera perbullita, batuta seu percussa, decocta cum pectoribus galline, in mortario tritta. Et postea dari domino vel infirmo propter dissolutionem ventris.

foglie aromatiche sbollentate, pestate o tritate finemente, cotte al petto di pollo e pestate nel mortaio. In seguito, possono essere servite al signore o al malato per la digestione.

6.17.1 *{Aliter:}* recipe album feniculum bullitum, trittum, decoctum cum lacte amigdalarum et cum sale sufficienti.

6.17.1 *{In un altro modo:}* Prendi il finocchio bianco sbollentato, pestato e cotto con latte di mandorle e abbondante sale.

6.17.2 *{Item, aliter:}* recipe feniculum integrum tenerum decoctum cum carnibus crastatinis.

6.17.2 *{Altrettanto, in modo diverso:}* Prendi del finocchio tenero intero, cotto con carne di agnello castrato[83].

6.17.3 *{Item ad usum campanie:}* accipe feniculum integrum decoctum cum cinamomo et pone ova perdita et parum de safrano et carnes pullorum pro diebus quibus vis.

6.17.3 *{Allo stesso modo, secondo l'usanza della Campania:}* Prendi finocchio intero sbollentato con cannella, aggiungi uova strapazzate e un po' di zafferano e carne di pollo secondo i giorni in cui lo desideri[84].

6.18 *{Item, aliter:}* recipe feniculum integrum tenerum perbullitum et, proiecta aqua, suff<r>ige cum cepa et pauco oleo et speciebus supradictis in scutellis appositis da comedere; vel pone carnes, si vis.

6.18 *{In un altro modo simile:}* Prendi finocchio tenero intero cotto e soffriggilo, dopo aver drenato l'acqua, con cipolla e un po' di olio e servilo con le spezie menzionate sopra, che vengono fornite in ciotole a parte(?)[85], o aggiungi carne se lo desideri.

6.19 *{Ad usum campanie:}* recipe feniculum pro familia et pone ad bulliendum in parva olla cum aqua et, positis de pasta, coquatur. Cave tantum ne comestio sit nimis spissa et, posito pipere tritto in scutella, da comedere. Et potes facere cum omnibus carnibus, si vis, secundum tempore.

6.19 *{Secondo l'usanza della Campania:}* Prendi finocchio per tutta la famiglia e mettilo a cuocere in una pentolina con acqua, lasciandolo bollire dopo l'aggiunta di farina(?)[86] diluita in acqua. Assicurati che il piatto non diventi troppo denso e servilo con una ciotola di pepe macinato. E puoi preparare questo piatto con tutti i tipi di carne, a seconda

della stagione.

6.20 *{Aliter:}* item, accipe feniculum bene lotum et pone ad lixandum. Et abiecta aqua, frige cum oleo vel lardo et sale. Et in scutellis super asperge species, si vis.

6.20 *{In un altro modo:}* Prendi nuovamente il finocchio ben lavato e mettilo a cuocere. Poi, dopo aver scolato l'acqua, stufalo con olio o lardo e sale. E cospargi le spezie nelle scodelle, se lo desideri.

6.21 *{De leguminibus:}* recipe cicera et pone ad distemperandum per unam noctem in lexivio bene salsato. Mane autem abluas bene cum aqua tepida. Postea decoque ea in aqua tepida et, in fine decoctionis, pone sal et oleum vel aliam pinguedinem.
Et, si vis, in diebus ieiunii, coque cum eisdem castaneas depilatas.

6.21 *{Su legumi:}* prendi ceci e mettili a bagno in una salamoia ben salata per una notte. Al mattino sciacquali bene con acqua tiepida. Poi mettili in acqua tiepida, cuocili e aggiungi sale e olio o altro grasso alla fine della cottura.

E nei giorni di digiuno, se lo desideri, cuoci con loro anche castagne pelate.

6.22 *{Cicera:}* accipe cicera ut prius distemperata cum lexivio et, ab eodem abluta, decoque cum pipere et herbis odoriferis. Que cum cocta fuerint, pone partem in mortario ad pistandum, ut sint spissa.

6.22 *{Ceci:}* Prendi i ceci, che sono stati precedentemente ammollati con la liscivia e poi sciacquati, e cuocili con pepe ed erbe aromatiche. Quando sono cotti, mettine una parte nel mortaio per schiacciarli, in modo che diventino densi.

Item repone in brodio suo et potes ponere castaneas a cortice mondatas et radices petrossillorum si vis.

Allo stesso modo, mettile nel loro brodo e puoi aggiungere castagne private della buccia e radici di prezzemolo, se lo desideri.

6.23.1 *{Item, aliter:}* accipe cicera fracta et pone ad decoquendum cum oleo, pipere et safrano et cum caseo detruncato et ovis perditis et ovis debatutis;

6.23.1 *{In un altro modo simile:}* Prendi ceci spezzati e mettili a cuocere con olio, pepe, zafferano, formaggio sbucciato, uova sode e uova sbattute fino a formare una schiuma;

6.23.2 vel aliter: cum ciceris fractis et perbullitis et, aqua bullitionis eiecta, ponatur cepa frissa et bene confecta

6.23.2 o in un altro modo: con ceci spezzati e cotti, e aggiungi, dopo aver scolato il brodo, cipolle soffritte prepa-

cum lardo vel oleo sicut dies exigit.

rate, a seconda del gusto, con pancetta o olio[87].

6.24 *{Aliter:}* cicera fracta perbullita pone ad coquendum cum lacte amigdalarum et speciebus et safrano. Potest tamen fieri cum zinzibero albo tantum, sine aliis speciebus; et erunt cicera alba.

6.24 *{In un altro modo:}* Metti a bollire ceci spezzati cotti con latte di mandorla, spezie e zafferano. Puoi prepararlo anche solo con zenzero bianco, senza altre spezie, e saranno ceci bianchi.

6.25 Cicera integra pone ad coquendum cum omnibus salsis a sale depuratis, pipere et safrano positis. Et poteris frangere cicera et ponere ova perdita sive batuta et etiam lardellos.

6.25 Metti a bollire ceci interi con ogni tipo di salato <pesce o carne?>[88] dopo averli liberati dal sale e avervi cosparso con pepe e zafferano. Puoi anche rompere i ceci e aggiungere uova perdute o sbattute e cubetti di pancetta.

6.26 Cicera novella dum fuerint bene bullita, deiecta aqua, pone ad coquendum cum speciebus et safrano, sale et oleo et ovis debatutis.

6.26 Metti a bollire ceci precotti, quando sono ben sbollentati, dopo averli drenati dall'acqua, con spezie e zafferano, sale, olio e uova sbattute a neve.

6.27 *{Aliter:}* in quadragesima cicera integra frange et pone ad coquendum cum oleo et sale et piscibus detruncatis vel batutis et etiam depistatis in mortario. Super sparsis speciebus da comedentibus. Et si vis, superpone safranum.

6.27 *{In un altro modo:}* durante la Quaresima, rompi ceci interi e falli bollire con olio, sale e pesci senza testa, coda e pinne o pesci tritati e pestati nel mortaio. Servili con spezie sparse sopra. E se vuoi, aggiungi dello zafferano.

6.28 *{Documentum de pisis:}* pisa pone ad coquendum aqua tepida, quousque incipiant crepari. Postea cola aquam et reserva eam, quia potes ibi sopam facere ad modum Gallicorum.

6.28 *{Ricetta per Piselli:}*[89] Metti a bollire i piselli con acqua tiepida fino a quando iniziano a spaccarsi. Successivamente, scola l'acqua e conservala, poiché puoi preparare una zuppa alla maniera dei francesi.
Per prepararla, fai così: metti la cipolla finemente tritata in una padella per farla appassire con olio. Poi strofina il pane e le buone spezie con il brodo sopra menzionato e fai bollire il tutto. Succes-

Si preparaveris eam, sic: pone cepam minutissime incisam in patella ad frigendum cum oleo. Deinde tere panem et bonas species distemperatas cum predicta colatura et fac bulliri. Postea

incidas panem mediocriter spissum et in cissorio concavo. Et desuper sparge predictum brodium [et]<cum> herbis.

Sopas gallicanas: post modum recipe pisa predicta et pone ad coquendum cum alia aqua tepida. Deinde pone oleum, sal et cepam et da comedere.
Si pisa fuerint perbullita et aqua eiecta, pone ad coquendum cum caseo de Bria et oleo et ovis perditis.
Sed ista dicuntur esse novella.

6.29 Pisa pilata sic prepara: pone ad coquendum et monda de corticibus quantum poteris cum cocleari. Et cum pisa in olla vel in mortario bene fregeris, pone cum eis lardum salsum bene batutum in ollam. Deinde pone in scutellis et dimite infrigidari, ita quod valde spissa et conglutinantia reddantur. Et da comedentibus.

6.30 Pone pisa perbullita et colata in brodio caponis vel aliarum carnium; et si vis colorare, potes facere cum safrano et ovis.

6.31 *{Hoc docet de fabis et primo de floribus:}* recipe flores fabarum et mite ad coquendum cum pecia carnium porcinarum recentium et, in fine decoctionis, appositis ovis batutis, speciebus, safrano et sale, fac quod carnes sint bene batute et misce totum et fiat qualiter matorolium.

sivamente, taglia il pane non troppo spesso e mettilo in una ciotola profonda. E spargi delle erbe sul brodo sopra menzionato.
Zuppe francesi: dopo un po', prendi i piselli sopra menzionati e falli bollire in altra acqua tiepida. Poi aggiungi olio, sale e cipolla e servi.
Quando i piselli sono cotti e l'acqua è stata scolata, fallo bollire con formaggio Brie, olio e uova strapazzate.
Questi sono chiamati "novella" (= precoci).

6.29 Prepara i piselli sbucciati nel seguente modo: cuocili e puliscili dalla buccia nel miglior modo possibile con un cucchiaio. Dopo averli pestati bene in una pentola o un mortaio, aggiungi loro pancetta salata e ben battuta nella pentola. Poi mettili in piccole ciotole e lasciali raffreddare fino a quando diventano molto densi e consistenti. E servi.

6.30 Metti i piselli bolliti e scolati in brodo fatto con cappone o altri tipi di carne; e se vuoi colorarli, puoi farlo con zafferano o uova.

6.31 *{Questo parla di fagioli, e prima delle fioriture:}* Prendi i fiori di fave e falli bollire con carne di maiale appena tritata(?)[90] e, alla fine del processo di cottura, aggiungi uova sbattute, spezie, zafferano e sale. Assicurati che i pezzi di carne siano ben tritati e mescola tutto insieme, e dovrebbe essere preparato come un piatto(?)[91] di mortaio.

6.32 Item: flores fabarum coque cum pane integro et pone, in fine decoctionis, lac amigdalarum, ova debatuta, piper, safranum, sal; et coquetur in bono vase.

6.32 Allo stesso modo: cuoci i fiori di fave con un intero pane[92] e, alla fine della cottura, aggiungi latte di mandorla, uova sbattute, pepe, zafferano e sale e deve cuocere in un buon recipiente.

6.33 *{De fabis novellis:}* fabas novellas fac bulliri et post, aqua eiecta, pone ad coquendum cum lacte pecorino vel amigdalarum. Et ponas desuper ova batuta. Et in scutellis potes ponere carnes salsas minutissime incisas vel lardellos, si volueris.

6.33 *{Su fave tonde precoci:}* fai cuocere le fave tonde precoci e successivamente, dopo aver scolato l'acqua, mettile a cuocere con latte di pecora o di mandorla. E versa sopra uova sbattute. E nelle ciotole puoi mettere carne o pancetta molto finemente tagliata, se lo desideri.

6.34 *{Aliter:}* fabas novellas perbullitas et colatas pone ad coquendum cum cipola suffrissa in oleo cum herbis odoriferis pistatis, adiuncto pipere et sale.

6.34 *{In un altro modo:}* metti a cuocere le fave tonde precoci già cotte e scolate con cipolla stufata in olio e con erbe aromatiche tritate, e aggiungi pepe e sale.

6.35 Accipe fabas novellas perbullitas et colatas et pone ad coquendum cum lacte cum pecia carnium porcinarum. Et cum decocte fuerint, colla eas et in mortario tere et misce cum dicto lacte, safranum, species et sal.

6.35 Prendi fave tonde precotte e scolate e mettile a cuocere con latte e carne di maiale tagliata a striscioline(?)[93]. E quando sono cotte, scolale e pestale nel mortaio, poi mescola con il latte appena menzionato, zafferano, spezie e sale.

6.36 Recipe fabas fractas et bene electas et cum eas semel bullieris, eiecta aqua, abluas multum bene et repone in eodem vase cum pauca aqua tepida et sale, quod sint bene cooperte ex aqua, et volve frequenter cum cocleari. Et cum decocte fuerint, depone de igni et frange fortiter cum cocleari. Postea parum quiescere reponas et, cum scutellas feceris, super pone mel sive de oleo suffricto cum cepis, et comede.

6.36 Prendi fagioli spezzati e ben selezionati e, dopo averli fatti bollire una volta, sciacquali bene dopo aver drenato l'acqua e mettili nello stesso recipiente con un po' di acqua tiepida e sale, in modo che siano ben coperti d'acqua, e mescola spesso con un cucchiaio. E quando sono cotti, togli dal fuoco e pestali bene con il cucchiaio. Successivamente, lasciali riposare un po' e, quando li servi nelle ciotole, aggiungi miele o

cipolle stufate con olio sopra e consuma.

6.37 Fabas fractas lotas cum aqua calida pone ad bulliendum. Et post bullitionem lava bene. Iterum pone ad coquendum in quantitate aque, que possit cooperire dictas fabas. Et cum fuerint bene cocte et ducte cum cocleari, custodias bene a fumo et distempera cum aqua frigida aut cum vino albo in parva quantitate et frangantur bene. Postea pone cepas in oleo frissas et da comedere. Vel, si volueris, distempera cum lacte amigdalarum.

Et si volueris distemperare cum aqua calida, pone piper, safranum, mel vel zucaram.
Cum istis fabis potes dare toniam vel alios pisces pingues.

6.37 Metti a cuocere fagioli spezzati dopo averli lavati con acqua calda. Dopo la bollitura, sciacquali bene. Rimettili in una quantità d'acqua sufficiente a coprire i fagioli menzionati. E dopo che sono stati ben cotti e resi lisci con il cucchiaio, proteggili bene dal fumo e mescola con acqua fredda o vino bianco in piccola quantità, e devono essere pestati. Successivamente, aggiungi cipolle stufate in olio e servi. Oppure, se preferisci, mescola con latte di mandorle.
E se vuoi mescolarli con acqua calda, aggiungi pepe, zafferano e miele o zucchero.
Con questi fagioli puoi servire tonno o altri pesci grassi.

6.38 Lenticulas bene lotas et electas pone ad coquendum cum herbis odoriferis, oleo, sale et safran. Et cum fuerint decocte, tere bene; et super positis ovis debatutis et caseo sicco grattato, et da comedere.

6.38 Metti a cuocere lenticchie ben lavate e selezionate con erbe aromatiche, olio, sale e zafferano. E quando sono cotte, pestale bene, e dopo avervi aggiunto uova sbattute a neve e formaggio secco grattugiato, servile.

6.39 Accipe lenticulas et pone ad coquendum, et cum eis carnes pingues salsas vel aliam pinguedinem suffrictam, et prepara ut sint sine ovis et caseo.

6.39 Prendi le lenticchie e mettile a cuocere, e con queste carne grassa salata o altra grassa arrostita, e preparale senza uova e formaggio.

6.40 *{De fasseolis:}* fasseolos perbullitos lotos pone ad ignem ad coquendum cum oleo et cipola et bonis speciebus et caseo grattato et ovis batutis.

6.40 *{Per fagioli bovini[94]:}* metti a cuocere fagioli bovini cotti e ben sciacquati con olio, cipolla, buone spezie e formaggio grattugiato e uova sbattute a neve sul fuoco.

6.41 Ad usum marchie trivisine, pone fassellos bullitos delicatos ad coquendum cum carnibus salsatis, posito pipere et safrano.

6.41 Secondo l'usanza della Marca Trevigiana[95], metti a cuocere teneri fagioli bovini sbollentati con carne salata, aggiungendo pepe e zafferano.

6.42 *{De fungo montano:}* fungum montanum ad lixandum pone. Eiecta aqua postea pone ad frigendum cum cipola incisa minutim vel alto porro et speciebus et sale.

6.42 *{Per funghi di montagna[96]:}* metti i funghi di montagna a bollire. Dopo aver drenato l'acqua, fallo rosolare con cipolla tritata finemente o porro lungo(?), spezie e sale.

6.43 Recipe fungum montanum recens perbullitum, cipolam suffrissam cum lardo et pone ad bulliendum cum speciebus vel herbis odoriferis et ovis batutis. Et fac de brodio parum et colora sicut volueris.

6.43 Prendi funghi di montagna freschi cotti, cipolla stufata con pancetta e mettili a cuocere con spezie o erbe aromatiche e uova sbattute a neve. E prepara un po' di brodo e coloralo come preferisci.

LC II (7)

{De carnibus volatilium et primo de domesticis.}

{Sull'uso della carne di uccelli, in particolare sugli uccelli domestici.}

7.1   Capones et gallinas elixa et, positis speciebus et herbis odoriferis, in mortario tere et etiam vitella ovorum et cum brodio distempera. Postea insimul bulliantur quousque brodium sit gravatum.

7.1   Cuoci capponi e polli e pestali nel mortaio dopo aver aggiunto spezie ed erbe aromatiche e anche tuorli d'uovo, mescolandoli con il brodo. Successivamente, lascia cuocere il tutto fino a quando il brodo si addensa[97].

Ita fac de omnibus avibus, sine lardo vel cum lardo.

Puoi farlo con tutti gli uccelli, con o senza lardo.

7.2   Accipe pullos incisos frissos cum lardo et cum herbis odoriferis grosse incisis, vel integris in speciebus et agresta integra et vitella ovorum. Fac sicut supra, sed parum de brodio.

7.2   Prendi polli tagliati a pezzetti, saltali con speck e erbe aromatiche tritate grossolanamente, o interi con spezie e *Agresta* non diluita e tuorli d'uovo. Fai come sopra, ma con poco brodo.

7.3   Pullos incisos frustratim mitas ad frigendum cum lardo et cepis. Postea ponas aquam ad sufficientiam et, cum quasi coctum fuerit, accipe herbas odoriferas et tere bene cum safrano. Et distempera cum brodio dictorum pullorum. Et misce omnia insimul. Deinde accipe ova et elixa. Et postea tere et misce cum aliis. Postmodum pone ad ignem et, cum bullierit, remove.

7.4   *{De brodio provincialico:}* ad brodium pro appetitu accipe pullos incisos per quartum; confrige cum lardo et cepis. Postea pone parum aque frigide, deinde ficatella eorum, maioranam, ros marinum, petrosillum, montam <mentam / montanum?>, safranum. Tere omnia et distempera cum brodio dictarum carnium et cum carnibus pone ad bulliendum. Postmodum accipe species: canelam, gariofilum, nuces muscatas, fusticellos, gardamomes, galanga, mel, zinziberum. Postea ibi tere ficatella eorum lixata et vitella ovorum cocta, tanta quod sufficiant. Distempera cum brodio carnium et facias parum bulire. Post tolle ab igne.

7.5   *{De brodio martino:}* ad brodium martinum accipe pullos et frige ut supra. Et trittis petrosillo cum aliis herbis odoriferis, cum dictis carnibus pone et parum de aqua frigida cum eis misce, postmodum micam panis trittam et distemperatam cum brodio predicto et misce simul. Et fac parum bullire et colora cum safrano et, si vis, pone alias species.

7.3   Metti a cuocere pezzi di pollo con speck e cipolla. Successivamente, aggiungi abbastanza acqua e, quando è quasi cotto, prendi erbe aromatiche e pestale bene con lo zafferano. Mescola il tutto con il brodo dei polli menzionati. Unisci tutto insieme. Poi prendi le uova, cuocile, pestale e mescolale con le altre cose. Metti il tutto sul fuoco e togli quando inizia a bollire.

7.4   *{Brodo alla provenzale:}* Per il brodo per l'appetito, prendi polli divisi in quarti e falli rosolare con speck e cipolle. Successivamente, aggiungi un po' d' acqua fredda, poi le loro fegatini, maggiorana, rosmarino, prezzemolo, menta(?)[98] e zafferano. Pesta tutto e mescola con il brodo dei pezzi di carne menzionati e cuoci il tutto insieme con i pezzi di carne. Dopodiché prendi spezie: cannella, chiodi di garofano, noce moscata, "Fus¬ti¬celli"[99], cardamomo, galanga, miele e zenzero. Poi pestaci i loro fegatini cotti e tuorli d'uovo cotti, quanti ne bastano. Mescola il tutto con il brodo di carne e lascialo sobbollire un po'. Dopodiché togli dal fuoco.

7.5   *{Brodo Martino(?)[100]:}* Per il brodo Martino, prendi polli e falli rosolare come sopra. E aggiungi prezzemolo pestato con altre erbe aromatiche menzionate insieme ai pezzi di carne e mescola con un po' d'acqua fredda, poi un pezzo di pane grattugiato e mescolato con il brodo sopra menzionato. Mescola il tutto. Lascia sobbollire un po' e colora con lo zafferano e, se vuoi, aggiungi altre

spezie.

7.6 *{De brodio theutonico:}* ad brodium theutonicum recipe capones vel gallinas pingues et lixa fortiter. Mite cum eis petrosillum, mentam, maioranam, ros marinum, omnia tritta cum safrano, et distempera cum brodio eorum et mite parum ad bulliendum.

7.6 *{Brodo tedesco:}* Per il brodo tedesco, prendi capponi o polli grassi e cuocili bene. Aggiungi prezzemolo, menta, maggiorana e rosmarino insieme, tutto pestato con lo zafferano. Mescola con il brodo e fai bollire brevemente.

7.7 *{De brodio gallicano:}* ad brodium gallicanum gallinam bullias. Postea amigdalas mondatas bene trittas simul cum alleis distemperatas cum brodio galline macilento pone in alio vase. Et cum decocta fuerit gallina, pinguedinem brodii cum predictis misceas et bullias. Postmodum lescas panis in brodio remanente madefactas ordina in cissorio per solaria cum speciebus super sparsis. Et da comedere.

7.7 *{Brodo alla galla (francese):}* Per il brodo alla galla, cuoci un pollo. Successivamente, mescola mandorle sbucciate e pestate insieme all'aglio con brodo di pollo magro e mettile in un'altra pentola. E quando il pollo è cotto, mescola il grasso del brodo con gli ingredienti sopra menzionati e fai bollire. Successivamente, disponi fette di pane inzuppate nel brodo rimasto con spezie spolverate sopra, a strati, sul piatto da portata. E servi.

7.8 *{De brodio sarracenio:}* pro brodio sarraceno accipe capones assatos et ficatella eorum cum speciebus et pane assato tere bene, distemperando cum bono vino et succis agris. Tunc frange membratim dictos capones et cum predictis mite ad bulliendum in olla, suppositis dactilis, uvis grecis siccis, amigdalis integris mondatis et lardo sufficienti. Colora sicut placet.

7.8 *{Brodo saraceno:}* Per il brodo saraceno, prendi una capra arrostita e pestane le viscere con spezie e pane tostato, mescolando bene con del buon vino e succo acido. Quindi rompi le estremità della capra menzionata e aggiungile ai suddetti ingredienti in una pentola, aggiungendo datteri, uvetta greca (corin¬tere), mandorle intere sbucciate a sufficienza e abbondante pancetta. Colora a piacere.

7.9 *{De brodio yspanico:}* ad brodium yspanicum viride, accipe pullos vel quascumque aves vel carnes et lixa. Postea ficatella eorum cum bonis spe-

7.9 *{Brodo spagnolo:}* Per il brodo verde spagnolo, prendi polli o altri uccelli o carne e cuoci. Successivamente, pestane le viscere con buone spezie e erbe

ciebus et herbis viridibus bene tere, ovis batutis additis. Et pone in brodio dictarum carnium ad bulliendum, cum brodio non debet esse nimis spissum.

7.10 *{De sumachia:}* ad sumachiam faciendam recipe pullos integros. Frige in lardo. Postmodum amigdalas mundatas trittas cum aqua distemperata et sumacum simul cum pullis coque, et sit spissum. Et da comedere.

7.11 Recipe pullos et frige cum lardo et cepis. Quibus frissis, accipe unam libram de sumac pro ·4· pullis et tere fortiter et distempera cum aqua frigida. Postea cola cum stamina vel seta et primam colaturam reserva in aliquo vase. Deinde recipe ·1· libram de amigdalis mundatis et iterum libram sumac que remansit, bene tere cum dictis amigdalis et distempera cum aqua. Postea cola ita quod sit bene spissum et fac bullire cum pullis et speciebus. Et cave ne ponas coclear vel aliud ad movendum. Et bulliat donec sit spissum competenter. Et cum fuerit hora scutellandi, pone ibi colaturam sumac quam primo reservasti.

7.12 *{De limonia:}* ad limoniam faciendam, suffrigantur pulli cum lardo et cepis. Et amigdale mundate terantur, distemperentur cum brodio carnis et colentur. Que coquantur cum dictis

verdi, aggiungendo uova sbattute. Metti il tutto nel brodo della carne menzionata per farlo bollire, facendo attenzione che il brodo non diventi troppo denso.

7.10 *{Brodo di sommacco:}* Per preparare il brodo di sommacco, prendi interi polli. Rosolali nel lardo. Successivamente, cuoci mandorle pelate e macinate, mescolate con acqua, e sommacco insieme ai polli e deve diventare denso. E servilo.

7.11 Prendi polli e rosolali con lardo e cipolla. Dopo averli rosolati, prendi una libbra di sommacco per 4 polli, pestalo bene e mescolalo con acqua fredda. Successivamente, filtra attraverso un panno o una seta e conserva la prima estrazione in un qualsiasi contenitore. Poi prendi 1 libbra di mandorle sbucciate e di nuovo la libbra di sommacco rimasto, pestalo bene con le mandorle menzionate e mescolalo con acqua. Dopo averlo fatto colare, in modo che diventi abbastanza denso, fai bollire con i polli e le spezie. Assicurati di non mettere cucchiai o altro per mescolare. E deve bollire fino a diventare molto denso. E quando è il momento di versarlo nelle ciotole, aggiungi l'estratto di sommacco che hai conservato all'inizio.

7.12 *{"Limonia" (Piatto di limoni):}*[101] Per preparare il piatto di limoni, rosola polli con lardo e cipolla. E mandorle sbucciate vengono macinate, mescolate con brodo di carne e passate attraverso

pullis et speciebus.

Et si non habentur amigdale, spissetur brodium cum vitellis ovorum.
Et si fuerit prope horam scutellandi, pone ibi succum limonum vel limiarum vel citrangulorum.

7.13 {*De gratonesa:*} ad gratone-<s?>am recipe pullos et pone ad lixandum. Postmodum ficatella eorum, amigdalas, species, vitella ovorum tere et distempera cum brodio et fac spissum.
Et cum fuerit bene coctum, suppone zucaram.
Eodem modo potes facere de aliis avibus.
Colora et assapora sicut placet.

7.14 {*De romania:*} de romania, suffrigantur pulli cum lardo et cepis et terantur amigdale non mondate et distemperentur cum succo granatorum acrorum et dulcium. Postea colletur et ponatur ad bulliendum cum pullis et cum cocleari agitetur. Et ponatur species.
Potest tamen fieri brodium viride cum herbis.

7.15 {*De festigia:*} ad festigiam faciendam pullos integros frige cum lardo. Postea pone ad coquendum cum aqua et zucara et pulvere zinziberis albi et fac spissum.

7.16 {*De alba alliata:*} pro alba alleata capones bene lixos recipe et cum brodio suo distempera species albas, allea,

un setaccio. Questo deve cuocere con i polli menzionati e le spezie.
Se non ci sono mandorle, il brodo può essere addensato con tuorli d'uovo.
Ma quando è il momento di versarlo nelle ciotole, aggiungi succo di limoni, lime o arance amare[102].

7.13 {*Sulla "Gratonesa"(?):*}[103] Per preparare la "Gratonesa"(?), prendi polli e mettili a bollire. Successivamente, pestane il fegato, le mandorle, le spezie e i tuorli d'uovo, mescola con il brodo e fallo diventare denso. E quando è ben cotto, aggiungi zucchero.
Puoi farlo allo stesso modo con altri tipi di pollame.
Colora e assaggialo a piacere.

7.14 {*Di piatto di melagrana:*} Per il piatto di melagrana[104], rosola polli con lardo e cipolla, e pestane mandorle non pelate, mescolale con il succo di melagrana acido e dolce. Successivamente, passa il tutto attraverso un setaccio, mettilo a cuocere con i polli e mescola con un cucchiaio. Aggiungi le spezie.
Puoi anche preparare un brodo verde con erbe.

7.15 {*Di piatto festivo(?):*}[105] Per preparare il piatto festivo(?), rosola interi polli con lardo. Successivamente, mettili a bollire con acqua, zucchero e polvere di zenzero bianco, e fallo diventare denso.

7.16 {*Sul piatto bianco all'aglio:*} Per preparare un piatto bianco all'aglio, prendi caponi ben cotti e mescola con il

amigdalas. Et sufficienter fac bulliri, quod sit spissum. Hic cibus, secundum Gallicos, vocatur alba alleata. Si aliter coloretur, perdit nomen suum.

Potest tamen fieri cum caponibus assatis et lardatis.

7.17 *{De albo cibo:}* ad album cibum, recipe pectora gallinarum decoctarum et fac defilare subtilius quantum poteris. Postea lava risum et fac farinam. Per pannum cola eam. Postmodum distempera dictam farinam risi cum lacte caprino vel amigdalarum. Pone ad bulliendum in olla bene monda; et cum incipit bullire, pone intus dicta pectora filata cum alba zucara et lardo. Cave a fumo et fac bullire moderate et sine impetu ignis; et sit spissum sicut risus solet esse. Et cum dabis, superpone zucaram trittam et lardum frissum.

Et potes cum riso integro preparare et lacte caprino, ad usum ultramontanum. Quando datur, superponantur amigdale suffrisse, zucara et zynziber album integrum.
Et vocatur gallice *blanc mangier*, id est: alba comestia.

7.18 *{Aliter:}* lixa primo pullos bene. Deinde grano risi accepto et loto fortiter, fac eum bulliri semel. Et postea trahe de vase et pone in cissorio ad

loro brodo spezie bianche, spicchi d'aglio e mandorle. Lascia cuocere abbondantemente in modo che diventi denso. Questo piatto è chiamato piatto all'aglio bianco dai francesi. Se viene colorato in modo diverso, perde il suo nome.
Puoi comunque farlo anche con caponi grigliati e spalmati con lardo.[106]

7.17 *{Sul blancmanger ("piatto bianco"):}*[107] Per il blancmanger, prendi carne pettorale di polli cotti e strappala il più finemente possibile. Successivamente, lava il riso e prepara una farina. Passala attraverso un panno. Poi mescola la menzionata farina di riso con latte di capra o di mandorle. Mettilo a bollire in una pentola molto pulita, e quando inizia a bollire, aggiungi la carne pettorale strappata, lo zucchero bianco e il lardo. Mantienilo lontano dal fumo e fallo cuocere non troppo forte e senza fuoco scoppiettante, e deve diventare sodo, come il riso di solito diventa. E quando lo servi, cospargi zucchero macinato e lardo tostato sopra.
Puoi anche prepararlo con riso intero e latte di capra, secondo l'usanza al di là delle Alpi[108]. Quando viene servito, devono essere messe mandorle tostate, zucchero e zenzero bianco intero sopra.
E in francese si chiama "blanc mangier", che significa piatto bianco.

7.18 *{In un altro modo:}* Cuoci bene i polli. Poi fai bollire il riso, che hai precedentemente lavato accuratamente. Dopo, toglielo dalla pentola e mettilo su un

infrigendum. Et iterum repone eum in olla cum lacte amigdalarum et facias eum bullire competenter. Et dum bullierit, appone ibi pullos truncatos et, superposito lacte recenti frisso, pone in parasidibus. Postea superpone zucaram vel alias species ad sufficientiam.

piatto da portata per farlo raffreddare. Poi mettilo di nuovo in una pentola con latte di mandorle e lascia cuocere bene. Quando è cotto, aggiungi i polli scomposti e mettilo in ciotole, versando sopra latte cotto[109]. Successivamente, aggiungi zucchero o altre spezie in quantità sufficiente.

7.19 *{De pullis:}* elixa pullos. Postea frige cum lardo et cepis et speciebus cum safrano trittis et distemperatis cum brodio in quo elixata sunt; colentur et ponantur cum pullis. Et pone etiam prunas crudas, uvas passas, amigdalas mondatas, daxtilos, zucaram.

7.19 *{Su polli:}* Cuoci i polli. Successivamente, falli rosolare con pancetta e cipolla e con spezie macinate e zafferano mescolati con il brodo in cui sono stati cotti; devono essere filtrati e aggiunti ai polli. Aggiungi anche prugne crude, uvetta, mandorle sbucciate, datteri e zucchero.

7.20 *{De gallina implenda:}* ad gallinam implendam deplumetur gallina cum aqua non multum calida. Et excorietur ita quod detrahantur carnes cum ossibus, divisis summitatibus alarum et pedum. Et carnes dicte galline incidantur subtiliter cum cutello super tabula cum lardo pingui; et species, crocus, herbe odorifere terantur et distemperantur cum ovis. Postea de omnibus istis simul mistis cum caseo grattato addito impleatur corium galline competenter; et ponatur in aqua calida ad bulliendum. Postea extrahatur de aqua et ponatur in spico ad in<a?>ssandum; et diligenter custodias ne crepetur.

7.20 *{Per farcire un pollo:}* Per farcire un pollo, il pollo viene spiumato con acqua non molto calda. Viene spellato in modo che i pezzi di carne insieme alle ossa vengano rimossi, tagliando le estremità delle ali e delle zampe. La carne dei polli menzionati viene tagliata finemente con un coltello sulla tavola insieme al grasso della pancetta, e vengono pestate le spezie, lo zafferano e le erbe aromatiche, mescolate con le uova. Successivamente, tutto viene mescolato insieme e la pelle del pollo viene riempita con questo composto, dopo l'aggiunta di formaggio grattugiato, e viene portato a ebollizione in acqua calda. Successivamente viene tolto dall'acqua e infilato in uno spiedo per essere grigliato, facendo attenzione a evitare che si rompa.

7.21.1 *{Aliter:}* excortica gallinam ut prius et, carnibus suis propriis porcinis additis sine ossibus, bene batutis, speciebus, ovis, lardo mistis, eius corium impleatur. Et in aqua bullienti in caldaria restringatur. Postea assetur in spico.

7.21.1 *{In un altro modo:}* Sfoglia un pollo come prima, e dopo che la carne di maiale è stata aggiunta, la pelle del maiale viene mescolata con la carne ben tritata senza ossa, con spezie, uova e pancetta. E dovrebbe essere cotto fino a diventare sodo in acqua bollente in una pentola. Successivamente, dovrebbe essere grigliato allo spiedo.

7.21.2 [110] Excorticata gallina ut prius eius carnes cum speciebus coquuntur. Postea recipe terreum vas. Inde facta tarda frixa(?) in aqua mite dictum corium et excepto collo predictum corium imple ista implet<ur>a et mite parum aquae et ligato collo pone ad coquendum. Cum decocta fuerit fracto vase da domino.

7.21.2 Dopo aver sfogliato il pollo come prima, la sua carne viene cotta con le spezie. Quindi prendi un recipiente di terracotta. Dopo che è stato fatto un tipo di bottiglia(?)[111], metti la pelle menzionata in acqua e riempi la pelle menzionata senza il collo con questo ripieno, aggiungi un po' d'acqua e mettilo in forno dopo che il collo è stato chiuso. Quando è cotto, rompi il contenitore e servilo al signore.

7.22 *{Aliter:}* si vis implere gallinam inter pelles et carnes, recipe gallinam vivam et aperi corium suum iuxta collum, ita quod facias ibi unum foramen solum, quod ventus possit intrare. Postea recipe fistulam parvam de paleis vel pluma factam; et per istam fistulam gallinam per foramen predictum <infla?>[112], ita quod tota gallina circum circa infra et carnes pellem usque ad coxas et alas, quantum poteris, vento impleatur. Deinde interfice gallinam et cum aqua calida deplumetur. Et tunc remanebit inflata propter ventum.
Postea recipe bonas carnes recentes porcinas pingues, petrosillum et bonas species trittas et herbas odoriferas; et

7.22 *{In un altro modo:}* Se vuoi riempire un pollo tra pelle e carne, prendi un pollo vivo e apri la sua pelle vicino al collo, in modo da fare un unico buco, affinché l'aria possa entrare. Poi prendi una piccola cannuccia di canna o una piuma e <soffia>[113] nel pollo attraverso questa cannuccia, in modo che il pollo si riempia d'aria ovunque tra pelle e carne, per quanto possibile. Poi uccidi il pollo, e dovrebbe essere sgozzato con acqua calda. E poi rimarrà gonfio a causa dell'aria.

Successivamente, prendi buoni pezzi di carne di maiale fresca e grassa, prezzemolo e buone spezie macinate e erbe

omnia super tabulam cum cutello minutim incidas vel in mortario teras. Et postea ova cruda in bona quantitate et caseum gratatum simul cum eisdem permisceas.

Postea recipe gallinam et digitum per foramen colli intromitas, ut subtiliter corium a carnibus dividas; et per idem foramen de predicto martoriolo sive comistione totam gallinam inter pellem et carnem impleas. Postea predictum foramen cum acu et fil[i]o subtiliter suas. Etiam pone in veru ad assandum.

aromatiche; e taglia tutto con il coltello sul tavolo o pestalo nel mortaio. E poi mescola uova crude in quantità sufficiente e formaggio grattugiato.

Successivamente, prendi un pollo e infila il dito attraverso il buco del collo, per staccare delicatamente la pelle dalla carne, e attraverso lo stesso buco riempi l'intero pollo tra pelle e carne con la miscela di spezie sopra menzionata. Poi cucì delicatamente il buco menzionato con ago e filo. Infila anche il pollo in uno spiedo per grigliare.

7.23 *{De copo avium:}* ad faciendum copum de pullis vel aliis avibus, depluma et monda eos; et demembrentur vel integre remaneant; sed magis proprie sunt demembrate. Postea accipe pastam albam valde duram et fac formam copi et ibi pone aves predictas cum agresta non tritta, safrano et speciebus trittis et parvo de aqua frigida et parvis larcellis. Postmodum claudatur de pasta desuper et coquatur in fumo vel testo. Et da comedere.

7.23 *{Di una ciotola per uccelli:}* Per preparare una ciotola per uccelli con pollo o altri uccelli, strappali e puliscili, e le estremità dovrebbero essere staccate o possono rimanere intere, ma è meglio staccare le estremità. Poi prendi un impasto bianco molto compatto e formalo in una ciotola e mettici dentro gli uccelli menzionati precedentemente con *Agresta*[114] non passata, zafferano e spezie pestate, un po' d'acqua fredda e piccoli pezzi di grasso di pancetta[115]. Dopo di che, deve essere chiuso con impasto sopra e cotto al fumo o sotto una campana di terracotta. E servilo.

7.24 Similiter potest fieri copum de carnibus vaccinis vel porcinis; et in defectum agreste potest poni succus citrangulorum et aqua rosacea frigida.

7.24 In modo simile, si può preparare una ciotola con carne di manzo o maiale, e in assenza di *Agresta*, si può aggiungere succo di arance amare e acqua di rose fredda.

7.25 *{De avibus magnatum, primo de pavone et ansere:}* pavonem vel an-

7.25 *{Dall'avifauna dei grandi signori, prima dal pavone e dall'oca:}* griglia be-

serem assa bene; et patellam vel aliud instrumentum conveniens subtus pone, ad recipiendum pinguedinem fluentem. Et colora cum safrano. Habeas etiam succum de limoncellis cum zucara mistum, ita quod sit acrum dulce. Deinde habeas micam panis parum assatam cum vitellis ovorum bene batutis, parum de forma ibidem simul mixa; micam predicti panis involve et suffrige cum lardo recenti in sartagine, et istum panem in predicto sapore involve, bonis speciebus bene trittis desuper sparsis. Deinde ordinatim per solaria in cissorio pone. Et da comedere pro caponibus.

ne il pavone o l'oca; e posiziona una padella o un altro dispositivo utile sotto di esso per raccogliere il grasso che cola. E coloralo con lo zafferano. Prendi anche succo di lime mescolato con zucchero, in modo che sia dolce e agro. Poi prendi un pezzo di pane leggermente tostato con tuorli d'uovo ben montati, mescola con un po' di formaggio[116], immergi la fetta di pane menzionata precedentemente e friggila con pancetta fresca in una padella, e avvolgi questo pane con la salsa di spezie menzionata precedentemente, cospargendo buone spezie finemente macinate sopra di esso. Poi sistemalo a strati in una ciotola da portata. E servilo al posto del capone.

7.26 *{De grua:}* gruam bene lotam et parum bullitam in olla larga pone in veru. Et assetur, non tamen ad plenum. Deinde habeas cepam, incisam ad modum taxillorum, satis suffrissam cum lardone. Et colora cum safrano distemperato cum bono vino, ita quod sit ad sufficientiam. Et additis bonis speciebus, ibi carnes predicti gruis frustratim truncatas facias bullire in eodem, usque ad decoctionem. Deinde accipe lescam panis aliquantulum assatam et mollificatam in predicto sapore. Postea ordina predictum panem per solaria in cissorio, et da comedere.

7.26 *{Su gru:}* Infila su una griglia una gru ben lavata e bollita brevemente in una pentola ampia. E dovrebbe essere grigliata, ma non completamente. Poi prendi una cipolla tagliata a bastoncini (cubetti?)[117] e adeguatamente cotta con pancetta. E dopo l'aggiunta di buone spezie, fai bollire nella carne della gru tranciata fino a quando è cotta. Poi prendi una fetta di pane leggermente tostata e inzuppata nel brodo descritto. Successivamente, disponi il pane menzionato a strati in una ciotola da portata e servilo.

7.27 Similiter potest fieri de capite eduli, agni vel vituli, depilato in aqua bullienti. Sed tamen habunt elixari bene et ordinatim facto sint supra debet apponi caseus gratatus.

7.27 In modo simile, si può fare con la testa di un capretto, agnello o vitello, dopo che è stata privata dei peli in acqua bollente. Ma comunque, dopo che sono stati ben cotti e sistemati ordinata-

mente (?)[118], deve essere sparsa sopra una generosa quantità di formaggio grattugiato.

7.28 *{De avibus silvestribus. De fasianis:}* fasianos, capones vel alias aves silvestres elixa parum. Postea extrahantur de aqua et lardantur. Deinde forma copum de pasta, secundum quantitatem predicte avis. Et tunc avis una, vel plures, includantur cum speciebus. Et fiat foramen in summitate paste; et antequam bene coquantur in fumo, per idem foramen intus ponatur succus citrangulorum vel lomiarum, vel limonum, et aqua roseata, et bene decoquantur. Idem potes facere de carnibus caprioli et aliis silvestribus animalibus similibus.

7.28 *{Su uccelli selvatici: Sui fagiani:}* Fagiani, capponi o altri uccelli selvatici[119] cuocili leggermente. Successivamente, devono essere rimossi dall'acqua e strofinati con pancetta. Quindi forma una crosta di pasta, a seconda delle dimensioni dell'uccello precedentemente menzionato. E quindi uno o più uccelli vengono chiusi all'interno con spezie. E si dovrebbe fare un buco nella parte più alta della crosta di pasta, e prima che siano ben cotti nel fumo, attraverso lo stesso buco, vengono versati succo di arance amare, lime o limoni e acqua di rose, e vengono ben cotti. Puoi fare lo stesso con la carne di cervo o altri animali selvatici simili.

7.29 *{De pastillo avium vivarum:}* pastillum sive copum de avibus vivis sic compone: primo forma copum de pasta et imple de furfure. Et, eo cooperto, pone ad coquendum. Et cum decoctum fuerit et valde infrigidatum, perfora ipsum subtiliter subtus et inde extrahe furfur et intus pone aliqua folia arborum et diversas aviculas vivas. Postea reponas subtiliter frustrum panis que de foramine removisti. Et cave quod feceris aliqua parva foramina desuper, ne avicule ex defectu aeris suffocentur.

7.29 *{Di un pasticcio con uccelli vivi:}*[120] Prepara una torta o una ciotola di uccelli vivi nel seguente modo: prima forma una ciotola di pasta e riempila di crusca. E dopo averla coperta, mettila in forno. E quando è cotta e ben raffreddata, fai delicatamente un buco in fondo, rimuovi la crusca e metti dentro alcune foglie di alberi e vari uccellini vivi. Poi metti delicatamente indietro il pezzo di pane che hai rimosso dal buco. Tuttavia, assicurati di fare alcuni piccoli buchi nella parte superiore, in modo che gli uccellini non soffochino a causa della mancanza di aria.

Postea, pone dictum pastillum coram aliquibus dominis, si eos pro ludo tru-

Successivamente, presenta questo pasticcio a chiunque, se vuoi ingannarli per

fare volueris; et quando ipsi aperient pastillum, aves predicte de pastillo volabunt.

7.30 *{De conato:}* habeas aviculas parvas deplumatas et mondatas. Postmodum recipe cinamomum, nu[s]ces muscatas, inde ficatella avium, species, vitella ovorum et parum salis, zucaram et distempera cum aqua. Et potes ponere parum de vino. Et pone et[t]iam cipolas frissas cum lardo. Et postea in dicto brodio coque predictas aviculas integras vel divisas. Et potes col<or?>are, sicut vis. Istud brodium vocatur conatum.

7.31 *{De auro ponendo in pastillo:}* contra quasdam infirmitates ponitur aurum pro divitibus in omnibus cibariis. Et quando ponitur in pastillo, debet fieri secrete, ne forte pastillum per fornarium cambietur.
In eodem pastillo potes ponere diversas aves diversimode impletas, unam de viridi colore, aliam de croco, aliam de albo, aliam de camelino, pro bene placito voluntatis tue.

7.32 *{De salsis pro avibus:}* ad faciendam salsam pro avibus, accipe cinamomum, nucem muscatam, ficatella eorum. rubeum ovi, panem assatum, sal; et tere fortiter omnia in mortario. Et distempera cum succo lomiarum vel mali granati simul cum croco.
Hoc potes dare infirmis cum predictis avibus.

divertimento, e quando aprono il pasticcio, gli uccelli sopra menzionati voleranno fuori da esso.

7.30 *{Di "Conatum":}* Prendi piccoli uccelli sgozzati e puliti. Successivamente, prendi cannella, noce moscata, quindi le lische degli uccelli, spezie, tuorli d'uovo e un po' di sale, zucchero, e mescola il tutto con acqua. Puoi aggiungere un po' di vino. E aggiungi anche cipolle brasate con pancetta. E successivamente cuoci nell'indescritto brodo gli uccelli precedentemente menzionati interi o affettati. Puoi colorarlo(?)[121] come preferisci. Questo brodo si chiama "Conatum".

7.31 *{Sull'oro da mettere nella pasticceria:}* Contro alcune malattie, si mette l'oro in tutti i piatti per i ricchi. Ma se lo metti nella pasticceria, dev'essere fatto segretamente, affinché la pasticceria non venga scambiata dal fornaio[122].
Nella stessa pasticceria puoi mettere vari uccelli farciti in modi diversi, uno verde, un altro di colore giallo zafferano, uno di colore bianco e uno color cammello(?)[123], a seconda del tuo gusto.

7.32 *{Salse per il pollame:}* Per preparare una salsa per il pollame, prendi cannella, noce moscata, le lische, tuorli d'uovo, pane tostato e sale; e pestalo bene nel mortaio. E mescola il tutto con succo di limone (o lime)[124] o melograno e zafferano.
Puoi darlo ai malati con gli uccelli sopra menzionati.

7.33 *{De salsa pro pullis assatis:}* salsam pro pullis assatis vel fasanis vel perdicibus vel avibus parvis vel magnis: accipe aquam et vinum et facias sallomoriam. Et si non potes habere, accipe agrestam et proice superius[125].

7.33 *{Salsa per polli alla griglia:}* Una salsa per polli alla griglia o fagiani o pernici o uccelli piccoli o grandi: prendi acqua e vino e prepara una salamoia. E se non riesci a procurartela, prendi *Agresta* e versala sopra.

7.34 *{De salsa pro columbis:}* pro columbis vel pullis accipe ficatella eorum sive iecora, quod idem est. Et assa super prunas. Et post tere in mortario cum pipere et pane assato mollificato et distemperato cum vino vel aceto. Et fac bullire, si vis.

7.34 *{Salsa per Colombelle:}* Per colombelle o pollame, prendi i loro fegatini o fegati, che è la stessa cosa. E falli grigliare sulle braci. Successivamente, pestali nel mortaio con pepe e pane tostato inzuppato e mescolato con vino o aceto. E falla bollire, se desideri.

7.35 *{Pro grua assata:}* pro grua assata accipe ficatellum, assa in prunis. Postea accipe safranum, bonas species, maioranam et tere omnia simul [in][126]. Duo rubea ovi assata in igne tere cum eis et distempera cum bono vino et parum aceti. Et postea ponas ibi parum de musto cocto ut fit acrum vel dulce.

7.35 *{Per gru alla griglia:}* Per gru alla griglia, prendi il fegato e falli grigliare sulle braci. Successivamente, prendi zafferano, buone spezie e maggiorana e pestali insieme. Schiaccia con essi due tuorli d'uovo grigliati sul fuoco e mescola con buon vino e un po' di aceto. E poi aggiungi un po' di mosto cotto, in modo che diventi agrodolce.

7.36 *{Pro pavone assato:}* facias pro pavone assato saporem ut supra de grua, excepto musto cocto. Pinguedinem que fluit de pavone mitas in salsa.
Sic facias de porcello assato.

Et si non vis facere talem saporem, facias saporem viridem.

7.36 *{Per pavone alla griglia:}* Regola la salsa per il pavone alla griglia come sopra per la gru, tranne che con mosto cotto. Aggiungi alla salsa il grasso che sgocciola dal pavone.
Puoi farlo anche con un maialino da latte alla griglia.
E se non vuoi preparare una salsa del genere, preparane una verde.

7.37 *{Pro avibus de riparia sapor:}* pro maslardo sive anate, ansere et cigno, et pro omnibus avibus de riparia, facias sicut dictum est pro grua. Non ponas

7.37 *{Salsa per Uccelli Acquatici:}* Per anatre, oche, cigni e tutti gli uccelli acquatici, preparala come descritto per la gru. Ma non aggiungere lo zafferano. Il

tamen safranum. Et pinguedo distillata ab eis debet reponi super in salsa.

grasso che cola da loro deve essere versato sulla salsa.

7.38 Sapor pullorum qui dicitur mustarda sic fit: recipe pullos et mite ad frissandum cum lardo et cepis. Et cum fuerit semicoctum, ponas species. Et habeas mustum dulce et ibi pone ad coquendum. Et pro quolibet pullo teras ·4· rubea ovi et pone safranum et distempera cum eodem musto.

7.38 Salsa per Polli chiamata Mustarda: Prepara la salsa per polli chiamata "mustarda" nel seguente modo: prendi i polli e falli rosolare con pancetta e cipolle. E quando sono a metà cottura, aggiungi le spezie. Prendi mosto dolce e falli bollire là dentro. E per ogni pollo, schiaccia 4 tuorli d'uovo, aggiungi lo zafferano e mescola con lo stesso mosto.

7.39 *{De carnibus grossis, primo de castratinis:}* carnes vacinas, castratinas, porcinas minutim incisas potes preparare cum alleis vel cepis vel scaloniis vel porris.

7.39 *{Di Pezzi di Carne Grassa, Prima di quella di Castrato:}* La carne tagliata a pezzetti di manzo, castrato e maiale può essere preparata con aglio, cipolle, scalogni o porri.

7.40 *{De edulo et agno vel vitulo:}* recipe carnes eduli vel agni vel vituli. Et incidas pro minuta frustra ad quantitatem duorum digitorum. Postea ponas decoqui in aqua bulliente. Et quando semel bullierit, pone ibi zucaram, partem optimi vini. Postea bonas species trittas distemperatas cum eodem brodio intus pone. Et quando carnes decocte fuerint, deponas ollam de igne et ova bene batuta in scutella cum parvo de illo brodio infrigidato intus pone, distillando suaviter et verberando predictum brodium cum cocleari.
Et, si velis, ova predicta potes fortiter coqui in prunis; et vitella eorum ovorum tritta in mortario distempera cum eodem brodio et pone loco aliorum ovorum. Talis cibus vocatur: lanietus.

7.40 *{Di Capretto, Agnello o Vitello:}* prendi carne di capretto, agnello o vitello. Tagliala a fette spesse due dita. Successivamente, mettila a cuocere in acqua bollente. E una volta che ha cominciato a bollire, aggiungi zucchero e un po' del miglior vino. Poi aggiungi buone spezie grattugiate, che hai mescolato con lo stesso brodo. E quando la carne è cotta, togli la pentola dal fuoco e aggiungi uova ben sbattute con un po' di brodo raffreddato nella ciotola, versandole lentamente e mescolando il brodo con il cucchiaio.
E se vuoi, puoi cuocere a fuoco forte le uova precedentemente menzionate; mescola i tuorli pestati nel mortaio con lo stesso brodo e aggiungili al posto di altre uova. Un piatto del genere si chiama "Lanietus".

7.41 *{De galantina:}* ad galantinam pro carnibus, lixa eas. Et cum fuerint quasi cocte, super addas aque acetum ad sufficientiam, ita quod non sit nimis forte nec debile. Fac bullire usque ad tertiam partem. Et si fuerit in estate, fac bullire cum brodio predicto.

Deinde pone carnes in alio vase, superposito lauro. Postea de bonis speciebus et safrano distempera cum brodio predicto. Postmodum cola brodium super easdem carnes et super adde de spica cardamomi et de cumino bene tritto.

7.42 *{De spatula implenda:}* ad spatulam castratinam implendam accipe eadem et elixa fortiter cum ventresca porcina. Et cum decocta fuerit, extrahe carnes ab ossibus; et cum predicta ventresca, eas percute fortiter in tabula cum cutello. Et accipe in bona quantitate de herbis odoriferis cum speciebus et safrano bene pistatis, misce cum predictis carnibus et ventresca, caseo recenti addito pistato cum ovis in bona quantitate, nec sit nimis spissum nec nimis molle.

Postea habeas rattam porcinam vel castratinam et extende super tabulam. Primo accipe medietatem a predictis carnibus, et extende super tabulam.
Accipe rattam porcina[ru]m. Deinde accipe os predicte spatule et pone super illas carnes extensas; et aliam medietatem carnium pone et extende super os,

7.41 *{Su Gelatina:}* per preparare la gelatina per la carne, cuoci questa. E quando è quasi cotta, aggiungi aceto in quantità sufficiente, in modo che non sia troppo forte né troppo debole. Lascialo ridurre di un terzo. E se è estate, fallo cuocere con il brodo precedentemente menzionato.

Quindi metti pezzi di carne in un altro recipiente, ponendoci sopra delle foglie di alloro. Successivamente, mescola buone spezie e zafferano con il brodo sopra menzionato. Infine, filtra il brodo sui pezzi di carne e aggiungi punte di cardamomo e cumino ben macinato.

7.42 *{Sul Riempimento di una Spalla:}* per riempire una spalla di castrato, prendila e cuocila vigorosamente insieme a pancetta di maiale. E quando è cotta, stacca la carne dalle ossa e tritala bene con la suddetta pancetta con il coltello sul tavolo. Prendi una quantità abbondante di erbe aromatiche con spezie tritate finemente e zafferano, mescola il tutto con i pezzi di carne e la pancetta sopra menzionati, aggiungendo formaggio fresco che è stato pestato con uova in quantità sufficiente, in modo che non sia né troppo rigido né troppo morbido.

Successivamente, tieni pronta la pelle di milza(?)[127] di maiale o di castrato e stendila sul tavolo. Inizia stendendo metà dei pezzi di carne sopra il tavolo.
Prendi la milza di maiale. Poi prendi l'osso della spalla sopra menzionata e posizionalo sulla carne stesa, poi metti l'altra metà della carne sopra di esso, spar-

ita quod sit in medio. Et tunc cooperias totum de rata porcina. Postmodum mite predictam super prunas in craticula ferrea ad assandum. Et comede.

gendola sopra l'osso in modo che sia al centro. Copri tutto con la pelle di milza di maiale. Successivamente, metti il tutto sulle braci su una griglia di ferro per grigliare. E consumalo.

7.43 *{De silvestribus animalibus:}* si de silvestribus animalibus velis pastillum facere vel assare, carnes larda sicut scis et balnea in vino. Postea cum magna habundancia pulvis specierum sparge desuper.

7.43 *{Su Animali Selvatici:}* se vuoi fare una pasticceria o grigliare carne di animali selvatici, strofinala con pancetta, come puoi, e immergila nel vino. Successivamente, spargi abbondante polvere di spezie sopra.

7.44 *{De carnibus apri:}* carnes recentes apri decoque fortiter in aqua. Postea fac salsam sic: recipe piper, zinziberum, gariofilum, cinamomum et tere fortiter simul cum pane assato madefacto in aceto et distempera totum de aqua mixta cum aceto, ita quod non sit nimis forte nec debile. Deinde cepas frissas cum pinguedine misce cum eis et fac totum bullire dum salsaveris moderate. Et da comedere.

7.44 *{Su Carne di Cinghiale:}* cuoci bene la carne fresca di cinghiale in acqua. Successivamente, prepara la salsa nel seguente modo: prendi pepe, zenzero, chiodi di garofano e cannella e pestali vigorosamente con pane tostato inzuppato in aceto e mescola il tutto con acqua mescolata con aceto, in modo che non sia né troppo forte né troppo debole. Poi mescola con cipolle brasate nel grasso e fai bollire il tutto, aggiustando moderatamente di sale. E servilo.

7.45 Idem potest fieri cum carnibus cervi vel caprioli vel hursi et aliorum animalium similium, dum tamen predicta salsa fortificetur cum speciebus.

7.45 Lo stesso si può fare con carne di cervo, daino, orso o altri animali simili, ma è bene rafforzare la salsa descritta in precedenza con le spezie.

7.46 *{De civerio leporis vel cuniculi:}* ad civerium leporis vel cuniculi, accipe eos et assa in veru, unguendo sepe cum lardo aliave pinguedine. Et cum decocti fuerint, abscinde eos perfrustra.

7.46 *{Su Ragu di Lepre o Coniglio:}* per preparare il pepe di lepre o coniglio, prendili e griglia su uno spiedo, spennellandoli spesso con pancetta o altro grasso. E quando sono cotti, tagliali a pezzetti.

Postmodum recipe bonas species, dum tamen piper super habundet, cum pane

Successivamente, prendi buone spezie, con una predominanza di pepe, insieme

fortiter assato in prunis et tere bene simul. Postea recipe iecora eorum in prunis assata et cepas frissas cum bona pinguedine et totum tere et misce cum predictis, ita quod omnia sint distemperata cum aqua et vino equaliter.

Deinde pone ad bulliendum et predictas carnes frustratas cum eisdem. Et si volueris, loco vini, pone acetum in quantitate quod non sit nimis forte.

7.47 *{De mamonia:}* ad mammoniam recipe carnes castratinas bene lixas. Et remotis ossibus, tere et pone ad coquendum cum lacte amigdalarum et speciebus et melle et riso integro. Sit bene spissum ad modum risi. Et colora sicut vis.

7.48 *{De ventre porcino implendo:}* recipe ventrem porci vel castronis bene lotum et sanguinem eorum coctum parum quem misce cum ovis et bonis speciebus. Et imple ventrem de predictis. Postea sue foramen impleture cum acu et pone ad coquendum cum aqua; vel potes assare in craticula. Et colora et assapora sicut vis.

7.49 *{De trulis:}* simili modo implere poteris intestina cum sanguine vel carnibus, speciebus et herbis odoriferis. Postea liga et coque in aqua calida. Et vocantur truli.

7.50 *{De lang<u?>orista:}* ad faciendam

a pane fortemente tostato sulle braci e pestalo bene insieme. Successivamente, prendi i fegati grigliati sulle braci e le cipolle brasate nel grasso e pestale, poi mescola con quanto sopra menzionato, in modo che il tutto sia uniformemente mescolato con acqua e vino.
Poi metti a cuocere il tutto insieme alla carne a pezzetti precedentemente menzionata. E se vuoi, puoi aggiungere aceto al posto del vino in una quantità tale che non sia troppo acido.

7.47 *{Su "Mamonia"(?):}*[128] per "Mamonia"(?), prendi carne di castrato già ben cotta. E macinala dopo aver rimosso le ossa e mettila a cuocere con latte di mandorle, spezie, miele e chicchi di riso interi(?). Deve diventare consistente come il riso. E coloralo come preferisci.

7.48 *{Su Stomaco di Maiale Ripieno:}* prendi lo stomaco di un maiale o di un castrato ben lavato e il suo sangue cotto brevemente, che mescoli con uova e buone spezie. E riempi lo stomaco con quanto sopra menzionato. Successivamente, cuoci lo stomaco nell'acqua o puoi grigliarlo sulla griglia. E coloralo e condiscilo a tuo piacimento.

7.49 *{Su "Truli"(?):}* Puoi preparare le interiora con sangue o carne in modo simile, con spezie ed erbe aromatiche. Successivamente, legale e cuocile in acqua calda. Si chiamano "Truli"(?).

7.50 *{Su "Languorista"(?):}* Per prepa-

languoristam, accipe pulmonem porcinum et pa[l]<r>um lixa. Et extracto de olla cum cutello percute fortiter in tabula et addas ova cruda, caseum grattatum et piper pulverizatum et de istis simul commistis, imple budellam porcinam et lixa parum. Postmodum suspende ipsam budellam per ·4· dies et non plus. Et assatum comede.

7.51 *{De indulgiis:}* ad faciendas indulgias, accipe carnes costarum porci incisas, ita quod in quolibet frustro remaneat una costa, et pone in fulfugine de bono vino et semine feniculi. Et dimite stare per ·4· dies. Postea accipe budellam amplam et mitas dictas carnes in illis quodlibet frustrum in uno budello. Et ponas ad fumum.

7.52 *{De intestinis:}* budellum porci balnea in bono vino et super sparge pulverem specierum bonarum et zucaram. Et assa super carbones.

7.53 *{De lantoliis:}* si de lumbellis, linguis et aliis carnibus porcinis incisis et maiorana sive aliis herbis odoriferis impleveris budellam, dicuntur landolia. Et debent poni ad fumum ligata.

7.54 *{De raviolis:}* recipe ventrescam porci minute trittam sive pistatam cum ovis, caseo, lacte et speciebus aliis. Et potes facere raviolos diversimode qui sic fiunt:

rare "Languorista"(?), prendi un polmone di maiale e falli sobbollire brevemente. Toglili dalla pentola e tritali bene con il coltello sul tavolo. Aggiungi uova crude, formaggio grattugiato e pepe macinato, quindi riempi un budello di maiale con il composto e falli sobbollire brevemente. Dopo di che, lascia pendere questo budello per 4 giorni, ma non più. E mangialo grigliato.

7.51 *{Su "Indulgia":}* Per preparare "Indulgia", prendi costine di maiale tagliate in modo che in ogni pezzo rimanga una costola e immergile in una marinata di buon vino e semi di finocchio. Lasciale riposare lì per 4 giorni. Successivamente, prendi un budello ampio e mettici dentro la carne descritta, ogni pezzo in un pezzo di budello. E appendile al fumo.

7.52 *{Su Interiora:}* Immergi il budello di maiale in buon vino e cospargilo con buona polvere di spezie e zucchero. Griglialo sulle braci.

7.53 *{Su "Landolia"(?):}* Quando riempi un budello con lombata, lingue e altre carni di maiale tritate, insieme a maggiorana o altre erbe aromatiche, si chiama "Landolia"(?). Devono essere legati e appesi al fumo.

7.54 *{Su Ravioli:}* Prendi carne di pancetta tritata o pestata finemente, mescolala con uova, formaggio, latte e altre spezie. Puoi fare i ravioli in vari modi, ad esempio in questo modo:

In tortello gracili paste dure involve de predictis ad quantitatem unius ovi et coque in patella cum magna pinguedine. Et loco paste potes involvere in pellicula que volvitur in circumstancia ventris eduli vel alico alio simili. Colora ut vis.

avvolgi la quantità di un uovo nelle precedenti ingredienti in un sottile pezzo di pasta per ravioli e cuocilo in una padella con abbondante grasso. Al posto della pasta, puoi avvolgerlo nella pelle che ricopre lo stomaco di un capretto o qualcosa di simile. Colora a piacere.

7.55 *{De salciciis:}* ad salcicias faciendas recipe bonas carnes porcinas crudas non nimis pingues nec macras minutissime cum cutello percussas; et, bonis speciebus cum sale simul cum eis mixtis, imple intestina porci bene mondata et pone ad fumum. Quidam ligant per digitos, quidam non. Postea, possunt coqui in aqua vel brassa vel patella vel quomodo vis.

7.55 *{Su Salsicce:}* Per fare le salsicce, prendi buona carne di maiale cruda, né troppo grassa né troppo magra, tritata molto finemente con il coltello; riempi poi budelli di maiale ben puliti, aggiungendo buone spezie mischiate con sale, e appendile al fumo. Alcune persone le legano di una lunghezza di un dito[129], altre no. Successivamente, possono essere cotte in acqua o su cenere, in padella o, a tua scelta, arrostite.

7.56 *{De ventre porcino implendo:}* ad ventrem porcinum implendum, accipe herbas odoriferas, piper, safranum, carnes porcinas, caseum recentem. Tere omnia simul. Postea imple ventrem. Et inde potes facere salcicias vel raviolas vel tortam.

7.56 *{Come riempire uno stomaco di maiale:}* Per riempire uno stomaco di maiale, prendi erbe aromatiche, pepe, zafferano, carne di maiale e formaggio fresco. Pesta tutto insieme. Successivamente, riempi lo stomaco. Puoi anche farne salsicce, ravioli o una torta. Cuoci al forno. E se non vuoi, puoi bollirlo o cuocerlo.

Mite ad coquendum. Et si non vis, lixa, pone ad frissandum.

Cuoci al forno. E se non vuoi, puoi bollirlo e <o?> cuocerlo.

7.57 *{De galdof[i?]ra:}* recipe ventrem vituli et, bene mondato, parum elixa. Deinde cum lardo et sale et cipola frissa parum et colle brodium. Et dicitur *galdafra*.

7.57 *{Di "Galdafra"(?):}* Prendi uno stomaco di vitello e, dopo averlo ben pulito, falla bollire un po', poi un po' con pancetta, sale e cipolla arrostita, e passa il brodo attraverso un setaccio. Questo viene chiamato "Galdafra"(?).

7.58 *{Aliter:}* recipe budellum bene lotum cum aqua calida et sale. Deinde ova debatuta, caseum grattatum, safranum, species et herbas odoriferas tere et misce simul; et hiis budellum impleatur. Postea ponatur ad bulliendum in aqua calida. Deinde assetur[130] in craticula.

7.58 *{In un altro modo:}* Prendi un intestino ben lavato con acqua e sale. Poi pestalo insieme a uova sbattute, formaggio grattugiato, zafferano, spezie ed erbe aromatiche e riempi l'intestino con questo composto. Successivamente, mettilo in acqua bollente. Poi griglialo sulla griglia.

7.59 *{De calcato:}* item de budellis vaccinis crudis potest fieri brodium si bene laves ea et frisse in oleo cum cipola minute incisa. Postea pone ad bulliendum cum parvo de aqua. Postea tere vitella ovorum coctorum, panem, species, herbas bonas. Fac brodium. Et dicitur calcadum. Colora ut vis.

7.59 *{Su "Calcatum"(?):}* Allo stesso modo puoi fare un brodo con budella crude di manzo, se le lavate bene e le rosoli con cipolla tritata in olio. Poi mettile a bollire con un po' d'acqua. Successivamente, schiaccia tuorli d'uovo cotti, pane, spezie e buone erbe. Prepara un brodo. E questo si chiama "Calcatum"(?). Coloralo come vuoi.

7.60 *{De raviolis:}* ad raviolas recipe ventrem porci et eius ficatellum vel coratella eduli vel cuiuscumque volueris, vel alias carnes, et percute fortiter in tabula cum cutello. Deinde accipe herbas odoriferas, species, safranum et pista in mortario; et adde ova batuta, et omnia hec cum aliis simul commisce, ita quod sit bene spissum.

7.60 *{Su Ravioli:}* Per i ravioli, prendi carne di pancetta di maiale e il suo fegato o budello di capretto o qualsiasi altro tipo di carne e tritalo vigorosamente con il coltello sul tavolo. Quindi prendi erbe aromatiche, spezie e zafferano e pestale nel mortaio; aggiungi uova sbattute e mescola tutto con gli altri ingredienti in modo che diventi molto denso.

Postea accipe pennam de qua corata porci involvitur et facias parvos panes, involvendo de illis commixtis in dicta pellicula ad quantitatem unius ovi vel parum maiora. Et, si volueris, loco illius pellicule, fac alios de pasta.

Successivamente, prendi una penna, sulla quale sarà avvolta la budella di maiale, e forma piccoli dischetti, avvolgendo una porzione delle miscele nelle dimensioni di un uovo o leggermente più grandi nella suddetta pelle. E se vuoi, ne puoi fare altri con la pasta al posto di quella pelle.

Postea istos frige in patella cum oleo vel alia pinguedine et, eiecta extra patel-

Poi friggili in una padella con olio o altro grasso e spennellali con miele dopo

lam, si volueris, intinguas cum melle.

averli tolti dalla padella, se vuoi.

7.61 *{De pantossa:}* pro pantossa recipe rattam porcinarum minutim incisam, piper, safranum, sal. Simul tere. Postea farinam distempera cum ovis et cum omnibus supradictis commisce et superpone cuminum. Deinde pone in testa super prunas sine crustis ad coquendum.

7.61 *{Su "Pantossa"(?):}* Per "Pantossa", prendi milza di maiale tagliata finemente, pepe, zafferano e sale. Pesta il tutto insieme. Successivamente, mescola la farina con le uova e aggiungila a tutti gli ingredienti sopra citati e cospargi cumino sopra. Poi mettilo in una ciotola di argilla sopra il carbone senza crosta[131] per cuocere.

7.62 *{De brustinga:}* ad brustingam recipe ratam porcinam, caseum pinguem; omnia minutim incisa misce cum farina et cum ovis distempera. Et, addito safrano, pone ad coquendum cum crustis vel sine crustis. Et facias albas, vel colora, sicut vis.

7.62 *{Su "Brustinga"(?):}* Per "Brustinga", prendi milza di maiale e formaggio grasso; mescola tutto questo tagliato finemente con farina e mescola con le uova. E mettilo a cuocere con o senza crosta. E lascialo bianco, o coloralo come vuoi.

7.63 *{De mortarolo:}* ad mortarolum cum carnibus accipe lardum et cepas minutim incisas et frissas cum eodem. Postea ventrescam porci fortiter coctam percute cum eis bene super tabulam et pone ibi de brodio pingui carnium. Et fac bullire omnia simul et apponas ibidem species pulverizatas et safranum distemperatum ad sufficientiam. Iterum pone panem grattatum in bona quantitate. Et cum omnibus predictis misce rubea ovorum bene batuta. Et postea, fac bullire parum, ita quod sit spissum. Et cum feceris scutellas, pone desuper zucaram cum speciebus pulverizatis.

7.63 *{Di piatto del mortaio:}*[132] Per il piatto del mortaio con carne, prendi pancetta e cipolle tagliate finemente e soffriggile. Poi trita bene la pancetta di maiale cotta e aggiungi abbondante brodo di carne grassa. E fai bollire tutto insieme e aggiungi polvere di spezie e zafferano ben mescolato. Aggiungi anche pangrattato in quantità sufficiente. E mescola con tuorli d'uovo sbattuti insieme a tutti gli ingredienti sopra citati. E quando servi le ciotole, spolvera zucchero con polvere di spezie sopra.

7.64 *{Aliter:}* ad mortarolum aliter faciendum, accipe epar[133] porcinum et parum lixa. Deinde extrahe de aqua et

7.64 *{In modo diverso:}* Per preparare il piatto del mortaio[134] in modo diverso, prendi un fegato di maiale e falli bollire

super tabulam fortiter percute. Et post-modum maioranam et alias herbas odo-riferas fortiter pista in mortario cum pipere et epate supradicto; et dis-tempera cum ovis, ita quod sit spissum. Deinde habeas ratam porcinam et frige in sartagine cum lardo. Postmodum pone omnia simul in olla et, acceptis bonis speciebus et safrano distem-peratis cum bono vino, proice super illis in olla et fac bullire, apposito brodio carnium.

7.65 *{De sapore pro assaturis:}* sapor pro qualibet assatura: accipe basilicum et piper et tere in mortario et distem-pera cum agresta. Et deficiente agresta, pone succum citranguli vel lumie.

7.66 *{De tria ianuensis:}* ad triam ianuens[s]em suffrige cipolas cum oleo et mite in aqua bullienti, decoque et super pone species; et colora et assa-pora sicut vis. Cum istis potes ponere caseum grattatum vel incisum. Et da quandocumque placet com caponibus et cum ovis vel quibuscumque carnibus.

7.67 *{De alleata pro carnibus:}* ad alleatam pro carnibus accipe amigdalas mundatas, pistatas fortiter cum alleis et zinzibere distemperatis cum brodio ma-cilento. Et potestis facere bullire et potes comedere cum piscibus dure digestionis, sicut morua et cetera.

brevemente. Poi togli dal fuoco e trita finemente su un tavolo. Successivamen-te, pesto il maggiorana e altre erbe aro-matiche con pepe e il fegato preceden-temente citato nel mortaio; e mescola con le uova in modo che diventi denso. Poi prendi milza di maiale e falla roso-lare con pancetta in una padella. Suc-cessivamente, metti tutto in una pento-la e aggiungi buone spezie e zafferano mescolato con del buon vino e versa il tutto nella pentola sopra gli altri ingre-dienti e fai cuocere dopo l'aggiunta di brodo di carne.

7.65 *{Su una salsa per carne grigliata:}* Una salsa per qualsiasi carne grigliata: prendi basilico e pepe, pestali nel mor-taio e mescola con *Agresta*. E se non hai *Agresta*, aggiungi succo di arance amare o lime.

7.66 *{Su "Tria Ianuensis" (verdura di ci-polla genovese):}* Per "Tria Ianuensis", friggi le cipolle con olio e mettile in ac-qua bollente, cuocile bene e aggiungi spezie sopra e colora e insaporisci come preferisci. Puoi anche aggiungere for-maggio grattugiato o tagliato. E servilo quando preferisci, insieme a capponi e uova o qualsiasi carne.

7.67 *{Su salsa all'aglio per carne:}* Per salsa all'aglio per la carne, prendi man-dorle sbucciate e pestale vigorosamente con spicchi d'aglio e zenzero, mescolan-doli con un brodo magro. Puoi farli bol-lire e puoi consumarli con pesci difficili da digerire, come ad esempio il mer-

luzzo e altri.

7.68 *{De piperata:}* ad piperatam pro carnibus vaccinis, cervinis vel caprinis, accipe panem assatum mollificatum cum aceto vel brodio carnium macilento. Tere in mortario cum safrano et pipere et distempera cum aceto et brodio simul. Postea pone ad bulliendum, et potes facere nigri coloris sine safrano, cum pane adusto sive combusto.

7.68 *{Su salsa al pepe:}* Per la salsa al pepe per carne di manzo, cervo o capra, prendi pane tostato, inzuppato in aceto o brodo magro. Pesta nel mortaio con zafferano e pepe e mescola con aceto e brodo. Poi mettilo a cuocere e puoi anche scurirlo con pane bruciato o carbonizzato senza zafferano.

7.69 *{De salsa alba:}* salsa alba pro carnibus castratinis vel porcinis: accipe agresta et tere; et succo extracto, recipe grana que sunt intus et tere in mortario cum zinzibere et parum de alleis; et cum eisdem tere amigdalas, et distempera cum agresta. Quam si habere non poteris, sumas loco eius succum citranguli vel alterius acri.

7.69 *{Su salsa bianca:}* Salsa bianca per carne di castrato o maiale: prendi *Agresta* e passala[135], e dopo aver fatto colare il succo, prendi i semi contenuti[136] e pestali nel mortaio con zenzero e un po' d'aglio; con questo, pestali anche le mandorle e mescola il tutto con *Agresta*. Se non puoi procurarti *Agresta*, puoi usare al suo posto il succo di arance amare o di un'altra frutta acida.

7.70 *{Pro salsa camelina:}* pro salsa camelina recipe canelam, amigdalas cum corio in mortario trittas et allea simul distemperata cum agresta et vino. Et si amigdalas habere non poteris, pone crustam panis.

7.70 *{Per salsa Camelina[137]:}* Per salsa Camelina, prendi cannella, mandorle pestate con la buccia nel mortaio e aglio, mescolati con Agresta e vino. Se non riesci a ottenere le mandorle, aggiungi una crosta di pane.

7.71 *{De salsa viridi:}* ad salsam viridem accipe petrosillum cum menta, fusticellas, cardamomum, nucem muscatam, piper, gariofilum, zinziber. Tere omnia in mortario fortiter et cum eis tere parum de mica panis. Et si vis, potes ponere allea. Distempera cum bono aceto.

7.71 *{Su salsa verde:}* Per salsa verde, prendi prezzemolo con menta, "Fusticelli"[138], cardamomo, noce moscata, pepe, chiodi di garofano e zenzero. Pesta tutto vigorosamente nel mortaio e utilizza il composto per pestare un piccolo pezzo di pane. Se vuoi, aggiungi l'aglio. Mescola il tutto con un buon aceto.

LC III (8)

8.1 *{De gratonea:}* gratonea lactis sic fit: recipe lac ovile et distempera cum ovis fortiter; et pone lardum in sartagine iuxta ignem, ita quod sit valde calidum. Postea cum cocleari perforato sparge lac in sartagine per totum. Postea cum decoctum fuerit competenter, remoto ab igne, zucaram super adde.

8.2 *{De gratonea hyspanica:}* in dicta gratonea adde ovorum coctorum albumina incisa ad modum taxillorum; et vocabitur gratonea hispanica. Hanc potes colorare sicut vis.

8.3 *{De simula:}* ad simulam apulam faciendam cum lacte ubi vermiculi sunt sive anxia alexandrina, accipe lac et fac eum bullire. Et bullito lacte, elige vermiculos; et simulam predictam poteris ponere antequam bulliat lac. Et de lardo sive assungia recenti suffricta ibidem addatur cum pipere et safrano.

8.4 *{De copo sive de pastillo de lacte:}* ad copum de lacte accipe pastam duram et fac copum sicut panem unius pastilli; et pone in furno parum, ut aliquantulum dure fiat. Deinde accipe lac cum ovis batutis simul mixtis et safranum et

LC III (8)

8.1 *{Su "Gratonea":}*[139] Per preparare una "Gratonea" al latte, procedi nel seguente modo: prendi latte di pecora e mescolalo vigorosamente con le uova. Metti il lardo in una padella vicino al fuoco, in modo che diventi molto caldo. Successivamente, versa il latte con un mestolo forato nella padella su tutta la superficie. Quando è ben cotto, spargi dello zucchero sopra dopo averlo tolto dal fuoco.

8.2 *{Su "Gratonea" spagnola:}* Per la suddetta "Gratonea", aggiungi il bianco d'uovo di uova sode in modo simile a bastoncini(?)[140]; e questo viene chiamato "Gratonea spagnola". Puoi colorarla come preferisci.

8.3 *{Su semolino(?):}*[141] Per preparare semolino(?) Pugliese con latte, in presenza di "vermicelli" o "Anxia Alexandrina" (un tipo di pasta?)[142], prendi il latte e fallo bollire. Quando il latte bolle, seleziona i "vermicelli"(?) e puoi aggiungere il suddetto semolino(?) prima che il latte bolla. Si dovrebbe aggiungere un po' di lardo o grasso fresco rosolato con pepe e zafferano.

8.4 *{Su una scodella o su un pasticcio al latte:}* Per una scodella al latte, prendi un impasto solido e crea una scodella simile all'impasto del pane per una pasticcio; e mettilo brevemente nel forno, in modo che diventi un po' duro. Poi

proice in dicto copo, sed non multum impleas. Et decoque competenter et comede.

prendi del latte, mescolato con uova sbattute a neve e zafferano, e versalo nella scodella descritta, ma non riempirla troppo. Cuocila accuratamente e gustala.

8.5   *{De crispis:}* ad crispas accipe farinam albam distemperatam cum aqua calida et fermenta eam cum fermento, ut crescat. Et decoque in sartagine cum oleo bullito. Et, addito melle, comede.

8.5   *{Delle frittelle (Crêpes):}* Per fare frittelle, prendi farina bianca, mescola con acqua tiepida e fallo lievitare con il lievito. Cuocile in padella con olio bollente. Cospargile con miele e gustale.

8.6   Crispellas sic fac: habeas farinam albam distemperatam cum ovis, addito safrano. Et pone ad coquendum in lardo tantum; et quando decocte fuerint, pone desuper zucaram vel mel. Et comede.

8.6   *{Fai le crêpes così:}* Prendi farina bianca, mescolala con le uova, aggiungendo lo zafferano. Cuocile solo con del lardo; e quando sono pronte, cospargile con zucchero o miele. E gustale.

8.7   *{De fristellis:}* pro fristellis faciendis, recipe farinam distemperatam cum albumine ovorum; et pone flores sambuci vel alios flores quoscumque volueris, et diversifica colorem secundum vocem et cum quibus salsamentis volueris. Pone ad coquendum in lardo cum cocleari divisim.

8.7   *{Su "Fristelli":}* Per fare i "Fristelli"[143], prendi farina mescolata con albumi d'uovo; aggiungi fiori di sambuco o, se vuoi, altri fiori e cambia il colore a seconda del nome e delle salse aromatiche che desideri. Metti con il cucchiaio per cuocerle in grasso separato.

8.8   *{Aliter:}* recipe farinam distemperatam cum predictis; pone in mortario bene <...?> et totum simul decoque in magna quantitate lardi. Postea da comedere, superposita zucara vel speciebus.

8.8   *{In un altro modo:}* Prendi farina mescolata con gli ingredienti sopra citati; pestala bene nel mortaio (?)[144] e cuoci il tutto insieme in una grande quantità di grasso. Successivamente, servile dopo avervi spolverato sopra zucchero o spezie.

8.9   *{De gantis:}* ad gantas faciendas accipe cicera, superposita zucara vel

8.9   *{Su "Ganten"(?):}* Per fare "Ganten", prendi ceci bianchi, cospargili di

speciebus, alba bene distemperata in aqua. Postea lixentur bene et, extracta de ista aqua, terantur fortiter et misceantur cum eadem aqua. Postea collantur et de illa aqua collata distemperetur farina. Et facias tortellas sicut volueris. Et frigantur in lento igne cum lardo vel oleo et superponatur mel. Et tales tortelli vocantur ganta.

zucchero e spezie e mescolali con acqua. Successivamente, cuocili bene e, dopo averli tolti da quell'acqua, pestali bene e mischiali con la stessa acqua. Forma dei biscotti, come preferisci. Poi friggili a fuoco basso con lardo o olio e versaci sopra il miele. Questi biscotti si chiamano "Ganten"(?).

8.10 *{De lasanis:}* ad lasanas accipe pastam fermentatam et fac tortellum ita tenuem sicut poteris. Deinde divide eum per partes quadratas ad quantitatem trium digitorum. Postea habeas aquam bullientem salsatam et pone ibi ad coquendum predictas lasanas. Et quando erunt fortiter decocte, accipe caseum grattatum.

8.10 *{Su Lasagne:}* Per fare le lasagne, prendi la pasta lievitata e stendi una sfoglia il più sottile possibile. Poi tagliala in quadrati di 3 dita di lunghezza[145]. Successivamente, prendi acqua salata bollente e cuoci le lasagne descritte in precedenza. Quando sono ben cotte, aggiungi formaggio grattugiato.

Et si volueris, potes simul ponere bonas species pulverizatas, et pulveriza cum istis super cissorium. Postea fac desuper unum lectum de lasanis et iterum pulveriza; et desuper, alium lectum, et pulveriza; et sic fac usque cissorium vel scutella sit plena. Postea comede cum uno punctorio ligneo accipiendo.

E se vuoi, puoi aggiungere buone spezie macinate e spargere il tutto sulla teglia. Poi posiziona un letto di lasagne e cospargilo nuovamente, e sopra un altro letto e cospargilo; e continua così fino a riempire la teglia o la ciotola. Successivamente, gustale con l'aiuto di uno stuzzicadenti di legno.

8.11 Eodem modo fiunt croseti, et de eadem pasta, nisi quod sint formati rotundi et oblungi ad quantitatem unius pollicis; et cum digito sunt concavati. Est tamen sciendum quod, tam in lasanis quam in crosetis, debet poni magna quantitas casei grattati.

8.11 Allo stesso modo vengono fatti i "Croseti", con la stessa pasta, tranne che sono rotondi e allungati, grandi quanto un pollice; e vengono arrotolati con il dito. Bisogna comunque sapere che sia per le lasagne che per i "Croseti" è necessaria una grande quantità di formaggio grattugiato.

8.12 *{De ovis, primo de implendis:}* ad faciendum ova plena, findas unum-

8.12 *{Su uova, innanzitutto quelle riempite:}* Per fare le uova ripiene, taglia

quodque per medium, dum fuerint bene cocta et hoc integra. Tunc extrahe rubedinem et, acceptis maiorana, safrano, gariofilis, distempera cum rubedine predictorum ovorum et pista fortiter, adiuncto parum de caseo. Per singula octo ova, distempera unum ovum crudum. Hoc facto, de isto sapore imple albedines ovorum. Et frige cum bono lardo; et cum agresta comede.

ciascuna a metà quando sono ben cotte. Poi rimuovi i tuorli e prendi maggiorana, zafferano e chiodi di garofano, mescolali con i tuorli delle uova menzionate in precedenza e pestali bene, aggiungendo un po' di formaggio. Per otto uova, mescola il tutto con un uovo crudo. Dopo aver fatto questo, riempi i bianchi con questa pasta, grigliali con del buon lardo e gustali con *Agresta*.

8.13 *{De ovis rotatis:}* ova rotata sunt quando recentia cum filo ligantur et ponuntur super prunas, ita quod possunt decoqui ad plenum. Et tantum filum cremabitur.

8.13 *{Su uova arrotolate(?):}* Le uova sono arrotolate quando vengono legate fresche a un filo e appese sopra il carbone, in modo che possano cuocere completamente. Il filo comunque brucerà.

8.14 *{De ovis <e>lixatis:}* elixata ova sunt quando integra coquuntur in aqua. Et possunt comedi cum agresta.

8.14 *{Su uova bollite:}* Le uova sono bollite quando vengono cotte intere in acqua. E possono essere consumate con *Agresta*.

8.15 *{De ovis partitis:}* ova partita sunt quando fracta ponuntur separatim, unum post aliud, in brodio vel in aqua simplici bullienti. Et comede cum agresta.

8.15 *{Su uova strapazzate:}* Le uova sono strapazzate quando vengono separate e aggiunte una alla volta al brodo o all'acqua bollente. E vanno consumate con *Agresta*.

8.16 *{De ovis exiliatis:}* frissa ova tribus modis parantur: uno modo quando integra et separatim coquuntur cum oleo vel alia pinguedine in patella. Etiam debet comedi cum salsa viridi vel agresta. Talia dicuntur ova exiliata.

8.16 *{Su uova "in esilio":}* Uova fritte vengono preparate in tre modi: un modo è quando vengono fritte intere e separate l'una dall'altra con olio o un altro grasso nella padella. Devono anche essere consumate con una salsa verde o con *Agresta*. Queste uova sono chiamate "in esilio".

8.17 *{De ovis crispatis:}* alio modo ova

8.17 *{Su omelette:}* Le uova possono

parantur quando batuta sunt frissa cum quacumque pinguedine, sicut crispellus vel tortellus. Et cum eisdem ovis potes addere, antequam ponantur in patella, caseum pinguem subtiliter incisum. Talia ova dicuntur crispata. Et comede cum sale vel quocumque vis sapore.

essere preparate in un altro modo se vengono sbattute e cotte con un qualsiasi grasso, come crêpes o pancake. E a queste uova, prima di metterle in padella, puoi aggiungere formaggio grattugiato. Queste uova sono chiamate omelette. E sono consumate con sale o con la tua spezia preferita.

8.18 *{De ovis tribulatis:}* alio modo fiunt ova quae tribulata dicuntur quando batuta cum [de] vino, ponantur cum aliqua pinguedine in patella ad frissandum et moventur semper cum coclearl. Et dicuntur mollia et tribulata. Ponitur in scutella cum sale superposito.

8.18 *{Su uova strapazzate:}* In un altro modo, vengono preparate le uova chiamate "uova strapazzate". Se sbattute con il vino fino a diventare spumose, vengono poi messe in padella per cuocere e mescolate continuamente con il cucchiaio. E sono chiamate "Uova strapazzate morbide". Vengono servite in una ciotola con sale spolverato sopra.

Scias tamen quod ova ·VI· modis ultimis possunt dari dura vel mollia, secundum voluntatem comedentis.

Tuttavia, sappi che le uova degli ultimi 6 ricette possono essere servite sia sode che morbide, a seconda del desiderio di chi le mangia.

LC IV (9)

LC IV (9)

9.1 *{Hic docet de piscibus. Et primo de galantina:}* ad galantinam piscium accipe bonum vinum et parum de aceto spumando. Simul bulliantur et cum bullierint, piscis grossus frustratim incisus fuerit cum scamis. Cum eisdem ibi coquatur. Qui cum decoctus fuerit, extrahatur, et vinum quod remanebit bulliat tantum quod solum remaneat 3ª pars. Deinde apponas safranum et alias bonas species pulverizatas cum foliis lauri. Postea recipe piscem et a scamis monda.

9.1 *{Questo capitolo tratta dei pesci. E prima della gelatina (salsa):}* Per la gelatina di pesce, prendi un buon vino e poco aceto senza schiuma. Questo deve essere portato a ebollizione, e quando è in ebollizione, un pesce grosso con le squame viene tagliato a pezzi. Con questi viene fatto bollire nel liquido. Una volta cotto, il pesce viene rimosso e il vino rimasto viene fatto bollire fino a quando ne rimane solo un terzo. Quindi aggiungi zafferano e altre buone spezie macinate con foglie di alloro. Successivamente, prendi il pesce e togligli le

Aliqui tamen predictas scamas cum predicto vino distemperatas in mortario fortiter terunt et in stamina collant. Quam colaturam cum alio vino addunt, ut magis possit conglutinari.

Et quando ista galantina est infrigidata, intus pone frustra piscium et dimitas stare per unam diem vel noctem vel amplius quousque conglutinatum sit totum. Et sic piscis multum potest conservari.

9.2   *{De scapeta piscium:}* ad scabetiam recipe piscem bene lotum, sicut decet, et cum oleo habundanti frige. Postmodum infrigidatur. Deinde cepas incisas per transversum frige in oleo remanenti. Postea habeas uvas siccas, zenula et pruna et frige cum cepis predictis simul, et oleum superfluum tollatur.

Accipe et[t]iam electas species et safranum: tere bene simul cum amigdalis mondatis et distempera cum vino et aceto moderato posito, ne sit nimis acrum. Tunc misce simul cum aliis. Et loco amigdalarum potes ponere micam panis in vino madefactam et postea trittam. Postea pone super ignem quousque bulliat et statim depone. Et cum piscis <in> cissorio concavo ordinatus fuerit, saporem predictam sparge desuper. Quod si volueris ipsum acrum dulce facere, ponas mustum coctum vel

squame.

Alcune persone macinano comunque le squame precedentemente menzionate, ammorbidite nel vino menzionato in precedenza, nel mortaio e filtrano il tutto attraverso un tessuto. Questo liquido viene aggiunto al vino insieme ad altro, in modo che possa gelificare meglio.

E quando questa gelatina si è raffreddata, aggiungi i pezzi di pesce e lasciali riposare un giorno o una notte o più a lungo, fino a quando si è completamente solidificato. In questo modo si può conservare il pesce per un lungo periodo.

9.2   *{Pesce "Scabetia":}* Per la "Scabetia" di pesce[146], prendi del pesce ben lavato, come si deve, e friggilo con abbondante olio. Successivamente, lascialo raffreddare. Poi, stufa le cipolle tagliate trasversalmente nell'olio rimasto. Successivamente, prendi uva passa, "Zenula"[147] e prugne e friggile insieme alle cipolle menzionate, versando l'olio in eccesso.

Prendi anche spezie selezionate e zafferano: pestali bene con mandorle sbucciate e mescola il tutto con vino e non troppo aceto, in modo che non diventi troppo acido. Quindi mescola con gli altri ingredienti. E al posto delle mandorle, puoi aggiungere un pezzo di pane inzuppato nel vino e poi pestato. Successivamente, mettilo sul fuoco fino a quando bolle, quindi toglilo immediatamente. E quando il pesce è disposto su un piatto fondo, versa questa salsa sopra. Se desideri renderla agrodolce,

zucaram competenter.

aggiungi mosto cotto o zucchero nella giusta quantità.

9.3   Si cum eisdem addideris amigdalas mondatas integras, uvas grecas passas, dactilos, et similia frissa cum predictis cepis, vocabitur brodium sarracenicum.
Potes etiam ponere poma et pira.

9.3   Se aggiungi a questo mandorle intere sbucciate, uvetta, datteri e simili, cotti con le cipolle menzionate in precedenza, si chiama salsa Saracena.

Puoi anche aggiungere mele e pere.

9.4   Ad summachiam, cum pisces grossi detruncati frissi fuerint, recipe amigdalas mondatas, sumacum; cum aqua coque et pisces cum eisdem, et potes terere vinum, frustrum de piscibus et aliqua alia que inspissent.

Et da comedere.

9.4   Per la salsa di sumac, quando hai grigliato pesci spessi senza testa, coda e pinne, con mandorle sbucciate e sumac, cuoci il tutto con acqua e i pesci, e puoi aggiungere vino e un pezzo di pesce pestato o qualsiasi altra cosa per renderlo più denso.
E servi.

9.5   *{De lampreda in pastino:}* copum de lampreda grossa sive pastillum, quod idem est: accipe lampredam bene lotam fricatam cum sale et non incidatur alico modo. In quolibet foramine capitis, pone vinum, gariofilum et, facto copo de dicta pasta, ponatur ibi dicta lampreda sana ad modum circuli cum croco et speciebus trittis. Et intus ponatur aqua rosacea. Postea pone coopertorium de eadem pasta et in superiori parte; colora ipsum cum croco et mite ad coquendum.

9.5   *{Su Lampreda in pasta:}* Un piatto che può essere realizzato come una torta o un pasticcio, a partire da una lampreda grande. Prendi una lampreda ben lavata, strofinata con sale e non tagliarla in nessun modo. In ogni apertura nella testa versa vino e chiodi di garofano. Se stai facendo una pasta, posiziona la lampreda non tagliata, disposta a cerchio con zafferano e spezie macinate all'interno. Aggiungi anche acqua di rose. Poi metti un coperchio fatto della stessa pasta sopra; coloralo con zafferano e cuocilo.

9.6   Similiter potest fieri de lampredis parvis cum gariofilis et aqua rosacea et succo citrangulorum vel limonum.

9.6   Allo stesso modo, puoi farlo con lamprede più piccole, aggiungendo chiodi di garofano, acqua di rose e succo di arancia amara o limone.

9.7   *{De lampre[a]da piperata:}* lampreda piperata potest sic preparari: lampreda, quando est bene lota et cum sale fricata, assetur bene super craticulam. Tunc facias piperatam cum pipere et croco et safrano et mica panis assata, distemperatis cum aceto. Et cum ipsis bullias dictam lampredam assatam.

Potest etiam comedi cum salsa viridi vel cum succo de limoncello et aqua rosacea.

9.8   *{De troitis in pastino:}* pastinum de troitis: fiat forma de pasta ad longitudinem troite et troite bene scamate, lote et eventrate ibi ponantur et parum de oleo bonas species trittas cum safrano desuper sparge. Postea claudatur pastillum, et fiant cornua in quolibet capite, ad modum barche. Postea fac duo for amina, unum prope caudam et aliud ad caput, vel tantum unum in medio. Postea dequoquatur. Postquam fuerit bene coctum, per illa foramina ponatur aqua rosacea et succus citrangulorum vel limonum. Et tempore carnis potes ponere lardum loco olei.

9.9   *{De aurata:}* recipe auratam, facias perbulliri. Postea accipe bonum vinum, mel, langolos exscorticatos et mondatos et cinamomum. Pone ad bulliendum in aqua. Et quam cito bullierit, to[n]<ll>e ab igne et extrahe de aqua predictos pisces. Iterum pone ad bulliendum in predicto vino decoctionis.

9.7   *{Su Lampreda pepata:}* Una lampreda pepata può essere preparata come segue: grilla la lampreda, dopo averla ben lavata e strofinata con sale, sulla griglia. Quindi prepara una salsa pepe con pepe, croco, zafferano(?)[148] e un pezzo di pane tostato, il tutto mescolato con aceto. Cucina la suddetta lampreda grigliata insieme alla salsa pepe.
Puoi anche mangiarla con salsa verde o con succo di lime e acqua di rose.

9.8   *{Su trote in pasta:}* Una pasta per trote: si crea una forma di pasta lunga quanto una trota e si dispongono all'interno trote ben spellate, lavate e svuotate, si gocciola un po' di olio e si spargono buone spezie macinate con zafferano. Poi si chiude la pasta, e si creano corna, simili a quelle di una barca, sulla testa. Successivamente, si praticano due buchi, uno alla coda, l'altro alla testa, o solo uno in mezzo. Dopo di ciò, si cuoce in forno. Una volta che è completamente cotta, si versano attraverso questi buchi acqua di rose e succo di arance amare o limoni. E nel tempo di carne[149], puoi aggiungere pancetta al posto dell'olio.

9.9   *{Su Orata:}* Prendi un'orata e falla bollire accuratamente. Successivamente, prendi del buon vino, [miele,?] arance(?)[150] sbucciate e pulite e cannella. Metti i pesci a cuocere in acqua. E quando è appena iniziato a bollire, togli dal fuoco e rimetti i pesci nell'acqua di vino sopra menzionata.

9.10 *{De allectibus et sardis in pastillo:}* de allectibus vel sardis in pastillo: ista ponantur in aqua calida ad distemperandum. Postea frissantur parum in patella com oleo. Et tunc extrahantur de dicta patella. Deinde laventur spinnarchia tenera et anetum, et cisa subtiliter cum cutello. Iterum lava cum aqua calida et comprime fortiter inter manus quod tota aqua exeat.

Postea frissantur cum oleo et, additis avellanis et nucibus bene trittis cum pipere, fiat pastillum.

9.10 {Su acciughe[151] e sardine in pasta:} Acciughe e sardine in pasta: vengono messe a bagno in acqua calda. Successivamente, vengono brevemente fritte in padella con olio. Poi vengono rimosse dalla padella menzionata. Successivamente, si lavano foglie tenere di spinaci e aneto e si tritano finemente con un coltello. Lavale nuovamente con acqua calda e strizzale bene tra le mani in modo che esca tutta l'acqua.
Successivamente, si cuociono in olio e, dopo l'aggiunta di nocciole ben pestate con pepe, si crea un impasto. <Con questo impasto si avvolgono le acciughe o le sardine e poi si cuociono.>

9.11 *{De allectibus et sardis implendis:}* ad implendum allectia vel sardellas, ponantur in aqua calida, remotis capitibus et spinis, ita quod sint divisa per dors[s]um. Postea tere maioranam, ros marinum, salviam, bonas species, crocum et pulpas alicorum piscium. Et imple de predicta impletura allectia vel sardellas, ita quod corium sive cutis sit ex parte impleture, et pars exterior sit interius, et coniunge dictas partes insimul, ita quod dicta implet<ur>a sit in medio. Postea frige cum oleo. Et possunt comedi cum succo citrangulorum.

9.11 {Su acciughe o sardine ripiene:} Per farcire le acciughe o le sardine, mettile in acqua fredda dopo aver rimosso teste e lische, in modo che siano divise a metà sulla schiena. Successivamente, pestare il maggiorana, il rosmarino, la salvia, le buone spezie, lo zafferano e la carne di qualche pesce. Riempire le acciughe[152] con il ripieno descritto, in modo che la pelle sia sul lato del ripieno e la parte esterna all'interno, e unire le parti menzionate in modo che il ripieno sia al centro. Successivamente, friggerle in olio. Possono essere consumate con arance amare.

9.12 *{De allectibus vel sardellis in brodio:}* de brodio pro allectibus vel sardellis: bullias vinum grecum cum pipere, croco et zuccara. Et allectia vel sardelle bulliantur parum cum dicto

9.12 {Su acciughe in brodo:} Per il brodo di acciughe: cuoci vino greco con pepe, zafferano e zucchero. Le acciughe devono bollire brevemente nel vino menzionato, aggiungendo un po' di olio.

vino, addito parum de oleo.

9.13 *{De allectibus vel sardis frissis:}* ad allectis vel sardellas frigendas, ipsis decapitatis, volve et revolve ea in patella cum oleo et desuper ova batuta. Et decoctis sufficienter, comede cum succo citrangulorum vel limonum.

9.13 *{Su acciughe o sardine fritte[153]:}* Per friggere le acciughe, taglia le teste e girale in padella con olio e uova sbattute. E quando sono sufficientemente cotte, consumale con il succo di arance amare o limoni.

9.14 *{De pulpis:}* de pulpis grossis: possunt elixari et comedi cum sale et cumino vel aliis piscibus vel pulpo qui dicuntur calama[c/t]<r?>um. Extrahantur intestina[s] per auriculas.

9.14 *{Su polipi[154]:}* Su grandi polipi: possono essere cotti con sale e cumino o con altri pesci o una specie di polpo chiamata "Calamari"[155]. Le viscere vanno rimosse attraverso le orecchie[156].

9.15 Ad assandum piscem qui dicitur muscatellus mite sal per easdem sive per os; et per eum(?)dem pone spicum et fac parum decoqui iuxta ignem. Postea larda eum subtiliter, quasi faisanum. Iterum assetur sufficienter et comedatur cum succo citranguli, aqua rosacea vel limo<n>celli.

9.15 Per grigliare un pesce chiamato "Muscatellus", metti il sale attraverso le orecchie (branchie?)[157] o la bocca; infila uno spiedo attraverso questa (bocca?) e lascialo cuocere brevemente sul fuoco. Successivamente, strofinalo delicatamente con del lardo, come se fosse un fagiano. Grigialo nuovamente a sufficienza e consumalo con succo di arance amare, acqua di rose o succo di lime.

9.16 *{De trillis vel pulpis vel calama[c/t]<r?>is: de brodio pro sipiis.}* Lixa bene trillas pro non bene sanis, cum petrossilo et croco.
Ad brodium pro sipiis sive pulpis sive calama[c/t]<r?>is, pisces predicti bene loti et incisi suffrigantur cum oleo et cepis, reservato felle nigro sipie. Et coquatur ponendo de aqua parum. Et circa finem decoctionis, ponas in eis maioranam, rosmarinum, petrosillum, omnia ista tritta cum speciebus, distemperata cum aqua.

9.16 *{Su triglie, polipi(?) o calamari: un brodo per calamari.}* Fai bollire le triglie per i non completamente sani con prezzemolo e zafferano.
Per il brodo di calamari, polipi o calamari, i pesci menzionati vengono lavati bene e tagliati a pezzi, poi rosolati con olio e cipolle, conservando la sacca dell'inchiostro del calamaro. E si cuoce, aggiungendo poca acqua. Aggiungi alla fine della cottura maggiorana, rosmarino e prezzemolo, tutti pestati con le spezie e mescolati con l'acqua.

Fac bulliri aliquantulum, et ante perfectam decoctionem, ponas lescas panis torrefactas, trittas et distemperatas cum aqua. Et debet esse spissum. Postea cola et mitas fel nigrum reservatum. Et post parum bulliat. Et si v<n?>olueris ponere fel, colora ea de croco.

Tu potes facere dictum brodium spissum cum amigdalis, avellanis vel nucibus trittis, distemperatis ut supra dictum est. Et si volueris acrum dulce facere, ponas ibi succum citrangulorum cum zucara.

9.17 *{De sipia:}* sipia grossa potest elixari et frigi cum oleo et pipere et comedi cum salsa viridi vel, elixatam, potes ponere cum oleribus mollibus et comedere cum eodem sapore.

[Item, aliter: sapor pro sipiis elixis sive trillis est salsa viridis sive succus citrangulorum.][159]

9.18 *{De testitudine:}* pone testitudinem ad frigendum cum lardo vel oleo et cipola et herbis odoriferis et, speciebus appositis, fac bonum brodium.

9.19 *{De grillis:}* grilli cum aqua calida depilentur et mondentur in interioribus, assentur et cum sale comedantur.

9.20 *{De gamaris:}* gamaros vivos pone

Lascia sobbollire un po', e prima che sia completamente cotto, aggiungi fette di pane tostato pestato e ammollato in acqua. Deve essere denso. Successivamente, passalo attraverso un setaccio e aggiungi la sacca dell'inchiostro nera che hai conservato. Successivamente, lascialo bollire brevemente. E se <non(?)>[158] vuoi aggiungere la sacca dell'inchiostro, coloralo con lo zafferano.

Puoi addensare il brodo descritto con mandorle macinate, nocciole o noci, ammorbidite come descritto sopra. E se vuoi renderlo agrodolce, aggiungi succo d'arancia amara con zucchero.

9.17 *{Su Calamari:}* Un grande calamaro può essere bollito e poi saltato in padella con olio e pepe e consumato con salsa verde, oppure puoi cuocerlo e mescolarlo con cavolo morbido e consumarlo con la stessa salsa.
[Allo stesso modo, in un altro modo: una salsa per calamari o triglie bollite è salsa verde o succo d'arancia amara.]

9.18 *{Su Tartaruga:}* Metti la tartaruga a cuocere con pancetta o olio e cipolla e erbe aromatiche, e prepara, dopo l'aggiunta di spezie, una buona salsa.

9.19 *{Su scampi (piccoli gamberi?[160]):}* Gli scampi vengono sbucciati e sventrati con acqua calda, grigliati e consumati con sale.

9.20 *{Su gamberi:}* Metti i gamberi vivi

in aqua bulliente cum sale et comede cum agresta vel aceto.

9.21 *{Aliter:}* item gamaros vivos pone in lacte caprino vel amigdalarum; et postquam illud biberent, coque. Et da comedere ut supra dictum est.

9.22 *{De langustis:}* de langustis fac sicut de gamaris. Et si habeas ova, distemperentur in salsa sua cum aceto vel viridi iure.

9.23 *{De salciciis piscium:}* ad faciendum salcicias de piscibus, ponantur pisces in aqua calida ad bulliendum, ita quod possint bene depulpari a spinis. Post accipe herbas odoriferas et species, tere bene cum pulpa <pis?>cium; et ponantur in panno lineo perforato et comprimantur fortiter. Et ponantur in frissorio cum oleo ferventi et facias oblungum, rotundum vel transversum, sicut volueris.

9.24 *{De interioribus piscium:}* ad preparandum interiora piscium lota et incisa, cum oleo et cepis subtiliter incisis non multum minutim sufrigantur. Et pone cum eis bonas species, crocum et maioranam trittam, ad bulliendum. Distempera cum pauca aqua et adde postea micam panis bene trittam et etiam distemperatam cum pauca aqua. Et bulliant.

Et loco maiorane potest poni cuminum. Et si volueris, predictum brodium inspissa cum mica panis et amigdalis mondatis pistatis et distemperatis cum

in acqua bollente con sale e consumale con *Agresta* o aceto.

9.21 *{In un altro modo:}* Metti anche i gamberi vive nel latte di capra o mandorla e, quando hanno bevuto, cuocile[161]. E servile come descritto sopra.

9.22 *{Su aragoste:}* Con aragoste, procedi come con i gamberi. E se prendi le uova, mescolale nel loro brodo con aceto o salsa verde.

9.23 *{Su salsicce di pesce:}* Per fare le salsicce di pesce, metti i pesci in acqua bollente in modo che possano essere ben spinate. Successivamente, prendi erbe aromatiche e spezie, pestale bene con il filetto di pesce; e mettile su un telo di lino bucato e premile bene. Mettile in una padella con olio bollente e dale forma allungata, rotonda o rettangolare(?), come preferisci.[162]

9.24 *{Su Budella di Pesce:}* Per preparare le budella di pesce lavate e tagliate a pezzi, friggile con olio e cipolla grossolanamente tritata. Aggiungi buone spezie, zafferano e maggiorana tritata. Mescola con poca acqua e aggiungi successivamente un pezzo di pane grattugiato e anch'esso in poco acqua in ammollo. Fai bollire.

Al posto della maggiorana, puoi aggiungere il cumino. E se vuoi, addensa il brodo descritto con un pezzo di pane e mandorle sbucciate pestate, mescolate

vino et collatis. Hic non ponitur crocus, addito semine coriandri et carvi tritto cum zucara.

9.25 *{De sapore:}* ad saporem pro pisce assato accipe aquam rosaceam, succum citrangulorum et, simul compositis, pro-ice super piscem assatum.

9.26 Pro pisce frisso, recipe aquam, sal-sam viridem, spinis nominatim vel suc-cum citrangulorum sive agrestam.

LC V (10)

10.1 *{De cibis compositis ex multis et primo de batutis:}* ad batutas recipe ficas frissas cum speciebus albis et zu-cara et amigdalis. Et fac bonum batu-tum et serva.

10.2 Item: recipe ficas lixas cum herbis odoriferis et pista simul cum speciebus bonis. Et distempera cum brodio ita quod spissum remaneat. Et sic habebis bonum batutum.

10.3 Ex istis duobus batutis medieta-tem vel plus reserva. Ex ista medietate dictarum batutarum facias raviolos et poma, salsiolas diversorum colorum et lasanias diversarum impleturarum, de istis pistis adiunctis.

10.4 Item: recipe uvas grecas, ficus minutim incisas et misce cum nucibus pistis. Parum pone in mortarolo ordina-

---

con vino e passate. Qui non si aggiunge lo zafferano, ma semi di coriandolo e cumino macinati con zucchero.

9.25 *{Di Salsa:}* Per una salsa per il pesce alla griglia, prendi acqua di rose e succo di arancia amara e versalo sopra il pesce alla griglia dopo averli mescolati.

9.26 *{Per pesce fritto:}* Per il pesce frit-to, usa acqua, salsa verde – specialmen-te per quello con le lische(?)[163] – o succo di arancia amara o *Agresta*.

LC V (10)

10.1 *{Su cibi composti da molti ingre-dienti e al primo posto sul "piatto pesta-to":}* Per il "piatto pestato", prendi fichi arrostiti con spezie bianche, zucchero e mandorle. E prepara un buon piatto pestato e servi.

10.2 Allo stesso modo, prendi fichi cot-ti con erbe aromatiche e pestali insieme a buone spezie. Mescola con brodo in modo che rimanga denso. Otterrai così un buon "piatto pestato".

10.3 Conserva metà o più di questi due "piatti pestati". Con la metà di questi due "piatti pestati", prepara ravioli, gnocchi, salsicce di diversi colori e la-sagne con vari ripieni, aggiungendo il tutto pestato.

10.4 Allo stesso modo, prendi uvetta, fichi tritati e mescola con noci pestate. Metti un po' di ciascun ingrediente pre-

tim de predictis super unam crustam solaria faciendo et alia solaria de lacte amigdalarum decocto et inspissato et alia de nucibus cum ficubus trittis et batutis superius reservatis. Et pone poma rotunda incisa lardo suffrissa et zinzebre, ratam et alia quecumque videntur tibi apponenda. Hiis ordinatis, ter vel quater vel plus, cooperias cum pasta ad modum pastilli. Postea pone ad coquendum in furno et cave a fumo. Et debet esse ita spissum quod possit in cissorio deportari.

cedentemente menzionato ordinatamente in una ciotola piccola, facendo uno strato su una crosta di pane, uno strato di latte di mandorla cotto e addensato, un altro strato di noci con fichi schiacciati e tritati che hai messo da parte. Aggiungi mele tagliate a fette e brasate nel lardo, zenzero, milza e altro, se vuoi. Quando hai disposto il tutto in tre, quattro o più strati, coprilo con una pasta simile a una crosta di pasta. Metti in forno per cuocere e tienilo lontano dal fumo. Deve diventare così compatto che può essere servito su un piatto.

10.5 {*De capite monachi:*} pro capite monachi recipe bonam quantitatem paste albe et fac in bona quantitate laganas; et reserva aliquantulum de illa pasta quam colora cum croco. Et 3^{am} partem ipsarum laganarum frige aliquantulum cum oleo. Aliam partem lixa in aqua et aliquantulum infrigida eas. De residua parte tertia fac penulas ad modum raviolorum et impleas avellanis trittis et speciebus et amigdalis ad sufficientiam et bulliantur in patella cum oleo ut supra. Et de residuo paste predicte fac pecias subtiles et latas et coque in predicto oleo. Postea eas parum inungas de melle.

Hoc facto, ordina solaria: in primo solario pone ficus frissas per medietatem incisas; in alio solario, pone mel, species cum pineis mundatis et dactilis incisis per medium et nucibus, avellanis male trittis, uvis passis, addito ibidem parum de cepa suffrissa cum oleo. Et poteris consequenter alia solaria facere de laga-

10.5 {*Su "Testa di Monaco":*} Per "Testa di Monaco", prendi abbondante pasta bianca e prepara molte lasagne con essa, conservando un po' di questa pasta che colori con lo zafferano. Friggi un terzo delle lasagne brevemente con olio. Cuoci il secondo terzo in acqua e lascialo raffreddare leggermente. Con l'ultimo terzo, crea tasche di pasta simili ai ravioli e riempile con nocciole, spezie e mandorle pestate in quantità sufficiente, facendole poi cuocere in padella con olio come sopra. Con il rimanente impasto, realizza strisce sottili e larghe e friggile nell'olio menzionato. Dopo, cospargile leggermente con olio.

Dopo aver fatto questo, disponi gli strati: nel primo strato metti fichi a metà arrostiti; nel secondo strato metti miele, spezie con pinoli sbucciati, fichi tagliati a metà, noci, nocciole grossolanamente pestate e uvetta, aggiungendo un po' di cipolla precedentemente soffritta nell'olio. Puoi anche fare un altro strato di

nis elixis, et poteris facere cum crenellis, sicut castrum.

Et fac eum decoqui in prunis cum multo oleo. Et cum fuerit decoctum, depura oleum quod est ibi. Et comede in ieiuno.

lasagne cotte e costruirlo a forma di feritoia, come un castello.

Cuoci tutto in una quantità abbondante di olio caldo. Quando è cotto, puliscilo dall'olio che vi è sopra. E mangialo durante il periodo di digiuno.

10.6 *{De torta parmesane:}* ad tortam parmesanam accipe pullos bene depilatos et incisos vel demembratos et suffrige eos cum cepis bene cisis cum lardo in bona quantitate. Et decoctis ipsis pullis, pone desuper species trittas cum sale ad sufficientiam.

Accipe etiam herbas odoriferas in bona quantitate, tere fortiter et super pone de safrano. Postea accipe ventrem porci; elixa fortiter; excoria eam, in pinguedinem eius fortiter percute cum cutello et misce cum herbis predictis et aliquantulum de caseo grattato et distempera cum ovis. Et fac inde raviolas albos. Et si in eisdem addideris petrosillum et alias herbas odoriferas, potes facere raviolas virides.

Item: accipe amigdalarum mondatarum aliquam quantitatem et tere eas fortiter. Et divide per medietatem, in quarum una parte pone de speciebus in bona quantitate et in alia ponas zucaram et de utrisque facias raviolos semotim.

Item: accipe budella porcina bene pinguia lota et imple ea de bonis herbis et caseo et lixa.

Item: recipe presucum et et[t]iam salcicias et inscinde subtiliter et ova fracta commisce cum eis et ibi pone pullos

10.6 *{Su Torta Parmigiana:}*[164] Per Torta Parmigiana, prendi dei polli ben puliti e tagliati a pezzi o scomposti e rosolali con cipolle tagliate finemente e pancetta in quantità sufficiente. E quando questi polli sono cotti, aggiungi spezie macinate con abbondante sale.

Prendi anche erbe aromatiche In grande quantità, pestale vigorosamente e aggiungi lo zafferano. Successivamente, prendi pancetta, cuocila bene, rimuovi la cotenna, trita vigorosamente lo strato di grasso con il coltello e mescola con le erbe aromatiche menzionate e un po' di formaggio grattugiato, mescolando con le uova. E crea da questo ravioli bianchi. E se aggiungi prezzemolo e altre erbe aromatiche, puoi preparare ravioli verdi[165].

Allo stesso modo, prendi una certa quantità di mandorle sbucciate e pestale bene. Dividile in due parti, una delle quali aggiungi abbondanti spezie e l'altra zucchero. Prepara indipendentemente da ciascuna delle due parti dei ravioli.

Allo stesso modo, prendi budella di maiale ben lavate e riempile con erbe aromatiche e formaggio, e falli bollire.

Allo stesso modo, prendi prosciutto e salsicce e tagliale finemente, mescola con uova sbattute e aggiungi i polli

prius dictos et sepe misce cum cocleari, donec sit spissum. Postea remove ab igne et assapora cum sale.

Ultimo recipe farinam albam mondatam et fac inde pastam solidam. Postea forma ad modum testi et appone farinam parum inter pastam et testum cum cocleari. Postea de brodio dictorum pullorum inunge pastam et facias in predicta pasta plura solaria. In primo solario pone carnes pullorum; in secundo solario pone raviolos albos et saporem desuper; in tertio solario pone presuccum et salcicias; in ·4°· solario, de eisdem carnibus; in ·5°· solario de cervellatis; in ·VI°· solario de raviolis amigdalarum; et sic deinceps si habeas fercula. Et in quolibet solario pone dactilos et species ad sufficientiam.

Postea totum cooperias pasta et pone super prunas et testum desuper. Et postea cooperi de prunis super et subtiliter et frequenter dictam tortam discooperias et unge cum lardo. Et si forte frangatur dicta torta, accipe pastam subtiliter operatam et balnea cum aqua et pone super fracturam et pone testum calidum desuper.

Postea, quandoque videbitur esse cocta, porta coram domino cum magna pompa.

10.7 {*De torta aliter facta:*} recipe ·XII· capones et lixa bene. Hiis coctis, recipe pectora illorum et incide minutissime cum cutello super tabulam cum ovis

menzionati, mescolando frequentemente con un cucchiaio finché non diventa denso. Successivamente, togli dal fuoco e condisci con sale.

Infine, prendi farina bianca pulita e prepara un impasto consistente. Successivamente, formalo come un coperchio e aggiungi un po' di farina con il cucchiaio tra l'impasto e il coperchio. Dopo, ungi l'impasto con il brodo dei polli menzionati e metti su di esso diverse strati. Nel primo strato metti la carne dei polli; nel secondo strato metti ravioli bianchi e versa sopra la salsa; nel terzo strato metti prosciutto e salsicce; nel quarto strato della stessa carne di pollo; nel quinto strato salsicce, nel sesto strato ravioli di mandorle[166]; e così via, finché hai ancora ingredienti. E in ogni strato aggiungi datteri e spezie in quantità sufficiente.

Successivamente, copri il tutto con impasto e mettilo sulle braci con una campana sopra. E successivamente, coprilo sopra con uno strato sottile di braci e copri spesso la suddetta torta e spalmala con pancetta. E se la torta descritta si rompe accidentalmente, prendi un pezzo sottile di pasta, bagnalo con acqua e mettilo sopra la rottura e metti il coperchio caldo sopra.

Successivamente, quando sembra essere cotta, servila al signore con grande pompa.

10.7 {*Di una torta preparata in modo diverso:*} Prendi 12 capponi e cuocili bene. Quando sono cotti, prendi la loro carne pettorale e tagliala con un coltello

debatutis, speciebus et safrano et cum succo melanguli, sal, herbas odoriferas. Pista bene et cum lardo in patella frige.

Interim farina cum ovis distemperetur, et fac tortella que in alio nomine dicuntur crispella vel lagana; et sint valde tenua. Et ex eadem pasta, super addita farina ut sit durior et fortior, compone in bona quantitate crustam unam concavam. Et primo in concavitatem fundi ordina unum lectum de prunis pistatis. Et tunc cooperiatur de ista pasta bene.

Item: recipe libram unam de amigdalis et libram zinzeberati et ·2· uncias zucari rosacei et parum salis et ·1· unciam specierum; terantur et misceantur cum pasta. Et de predicta pasta forma concavos homines et mulieres.
In medio istorum pone unum ioculatorem vel plures, tenentes viellam vel quecumquc instrumenta volueris.
Hiis omnibus diligenter factis, pone caute in furno. Et scias quod erit cito coctum. Extracto illo de furno, portetur pompose coram domino.

10.8 *{De torta defoliata:}* ad faciendum tortam defoliatam, recipe farinam distemperatam cum aqua calida et misce lardum minutim incisum, sale apposito, et pone in tiolla [cisorio?] [171] calefacta, aliam tiellam desuper apponendo.

10.9 Si vis facere tortam de lassanis, pone lassanas, ova frissa vel lixa vel

insieme a uova sbattute, spezie, zafferano e succo d'arancia(?)[167], sale ed erbe aromatiche molto finemente. Pesta il tutto e friggilo con pancetta in padella.
Nel frattempo, mescola farina ed uova e prepara fogli di pasta, chiamati con un altro nome Crêpes o Lasagne; e devono essere molto sottili. E dalla stessa pasta, aggiungendo farina per renderla più dura e resistente, forma una crosta a forma di ciotola. E prima disponi nella cavità nella parte inferiore (del forno?) un letto di brace schiacciata[168]. Quindi coprilo bene con questa pasta.
Allo stesso modo[169]: prendi una libbra di mandorle, una libbra di zenzero(?)[170], e 2 once di zucchero alle rose, un po' di sale e 1 oncia di spezie; pestale e mescolale nella pasta. E dalla pasta menzionata, forma uomini e donne cavi.
Al centro di essi metti uno o più musicisti che tengano un violino o qualsiasi altro strumento.
Quando hai fatto tutto questo con cura, mettilo delicatamente nel forno. E sappi che cuocerà rapidamente. Quando l'hai tolto dal forno, portalo con pompa sulla tavola del signore.

10.8 *{Di una torta "sfogliata":}* Per preparare una torta "sfogliata", prendi farina che hai mescolato con acqua calda e mischiala aggiungendo sale con pancetta tritata molto finemente e mettila su un mattone riscaldato [una lastra], sovrapponendone un altro mattone sopra.

10.9 Se vuoi fare una torta di lasagne, prendi lasagne, uova fritte, bollite o

perduta et raviolos incisos vel integros, caseum pinguem grattatum vel incisum, lardum sufficientem; et hoc compone solaria faciendo, species apponendo. Et forma super istam de pasta unum serpentem preliantem cum columba, vel quecumque alia animalia volueris. Deinde accipe intestina implecta de bona impletura et ponatur in circuitu quasi murus. Tunc solaria coloretur pro voluntate et ponantur in furno.

Postea portetur coram domino cum pompa.

10.10 *{De torta de montano capitulum:}* recipe nepitellam, serpillum, lardum batutum, caseum recentem, presuccum lixum incisum, salcicias lixas detruncatas, multa ova; misce hec omnia. Compone in pastillo nec cooperias desuper. In istos potes ponere *galdafrax* et omnia que in superioribus ponebantur. Supra gallinas fractas, ova batuta et cetera. Et facias sibi os, ut in aliis tortis dictum est.

10.11 *{De composito lumbardico:}* ad compositum lumbardicum, recipe saffranum minute incisum, semen anisi et feniculi. Pone ad coquendum in musto et coquantur usque ad consumptionem medietatis. Cum isto musto distemperetur mustarda.

Postea recipe rapas parvulas et napones, cottana, poma, et divide in ·4· partes, et pira divisa per medium, carotas integras, radices, petrosillum, album feniculum et pone ad coquendum folia

perse, ravioli tagliati o interi, formaggio grattugiato o a scaglie, e abbondante pancetta; forma strati con queste ingredienti, aggiungendo spezie. Sopra di essi, forma con l'impasto un serpente che combatte con un piccione o qualsiasi altro animale tu voglia. Quindi prendi budella riempite di un buon ripieno, e queste vengono disposte intorno come un muro. Poi, a seconda della tua volontà, colora gli strati e mettila nel forno.

Successivamente, sarà servita al signore con grande pompa.

10.10 *{Un capitolo sulla torta alla maniera dei contadini di montagna:}* Prendi la melissa di montagna, il timo del giardino, pancetta pestata, formaggio fresco, prosciutto cotto a cubetti, salsicce cotte senza estremità e molte uova; mescola tutto questo. Mettilo in una crosta di pasta e non coprirlo sopra. All'interno puoi mettere "Galdafra"[172] e tutto ciò che è stato messo nei precedenti. Sopra di esso, polli scomposti, uova sbattute e così via. E fai un'apertura come descritto nelle altre torte[173].

10.11 *{Su composta lombarda:}* Per la composta lombarda[174], prendi zafferano tritato[175], semi di anice e finocchio. Mettili a bollire nel mosto e fallo ridurre a metà. Con questo mosto si prepara la mostarda.

Successivamente, prendi rape e rape(?), mele e tagliale a quarti, così come pere divise a metà, carote intere, ravanello(?), prezzemolo e finocchio bianco. Metti foglie, mele, pere e ravanello(?) a

predicta, cottana, poma, pira, radices in aqua. Cum decocta fuerint, compone ordinatim in uno mondo vase, interponendo mustardam distemperatam superius et semina supradicta.

Si volueris, potes ponere de melle. Et potest fieri cum sumaco et canella distemperata. Et cum predicto musto ad rubificandum pone moras que inveniuntur in arboribus que celsi dicuntur. Et potest fieri cum frasis, que in campis inveniuntur. Et potes distemperare cum zucara et aceto.

10.12 *{De composito theutonico:}* accipe carotas bene lotas et bullitas et fac eas infrigidari. In quarum aqua facias decoqui rapas, quibus decoctis simul infrigidentur. Deinde habeas petrossillum, radices rafani, acciorum et porrorum, albedinem feniculi et pira, capari et cimulas caullium; et fac semotim omnia fortiter bulliri; et infrigidentur ut supra. Secundum Lumbardos, possunt poni de sambucis. Postmodum non habeas mustardam cum forti aceto factam, semen feniculi et singula; postea per solaria pone particulariter omnia; in quolibet solario predictarum herbarum pone mustardam sicut decet. Hiis ordinatis pone desuper in quolibet solario tabulam latam cum lapide ponderoso et dimite per ·8· dies. Postea da comedere.

10.13 *{De musto et mustarda:}* sic para mustum pro mustarda conficienda: accipe mustum novum, fac eum bullire quod quarta pars solum remaneat vel

bollire in acqua. Quando sono cotte, sistemale ordinatamente in un recipiente pulito, aggiungendo tra di loro la mostarda diluita menzionata in precedenza e i semi sopra citati.

Se vuoi, puoi aggiungere miele. Puoi farlo con il sommacco e il cannella inzuppato. E insieme al mosto sopra menzionato, aggiungi per colorare di rosso i mirtilli che crescono sugli alberi chiamati "gelsi". Puoi prepararlo anche con fragole che si trovano nei campi. Puoi mescolarlo con zucchero e aceto.

10.12 *{Di composta tedesca:}* Prendi carote ben lavate e cotte, lasciale raffreddare. Nello stesso brodo, fai cuocere le rape che lascerai raffreddare quando saranno pronte. Poi prendi prezzemolo, radici di ravanello, sedano e porro, finocchio bianco e pere, capperi e le punte del cavolo. Fai bollire tutto separatamente come sopra e lascialo raffreddare. Come i lombardi, puoi aggiungere more. Successivamente, prendi la mostarda preparata con aceto forte(?), semi di finocchio e altro[176]; poi metti tutto uno sopra l'altro a strati, aggiungendo a ogni strato le verdure menzionate in precedenza e la mostarda, come si conviene. Quando sono disposti, metti su ogni strato una tavola larga con una pietra pesante e lascialo riposare per 8 giorni. Successivamente, servilo.

10.13 *{Di mosto e mostarda:}* Per fare la mostarda, prepara il mosto nel seguente modo: prendi mosto fresco, fallo bollire fino a quando rimane solo un quarto

3ª. Et cave a fumo et spumetur bene. Deinde semen senapi cum predicto musto distemperando tere fortissime. Postea pone in barillo, et poterit conservari per ·4· menses. Et valet pro carnibus porcinis vel tincis salsatis. Mustum poteris servare pro aliis ferculis.

o un terzo. Tienilo lontano dal fumo e schiumalo bene. Poi pestare fortemente i semi di senape, mescolandoli con il mosto sopra menzionato. Successivamente, mettilo in una bottiglia e puoi conservarlo per 4 mesi. È ottimo per la carne di maiale o la tinca salata. Puoi conservare il mosto per altri piatti.

10.14 *{Aliter de mustaddo:}* ad mustardam faciendam recipe mustum paratum ut dictum est superius et colatur per stamina. Deinde habeas de semine cenapi quantum volueris et pone parum de musto ad mollificandum. Deinde predictum semen fortiter tere, distemperando cum predicto musto. Postea habeas ·4· uncias canelle, ·3· uncias zinziberis, ·1· unciam gariofili, ·2· uncias cardamomi et mediam piperis longi; omnia ista tere, bene distemperando cum parum de musto et misceantur cum mustarda: pro duabus peciis de [de] mustarda, pone ·1· unciam de speciebus.

10.14 *{Su mostarda in altro modo:}* Per preparare la mostarda, prendi mosto preparato come descritto in precedenza e filtralo attraverso un panno. Poi prendi semi di senape, quanto ne vuoi, e aggiungi un po' di mosto per ammorbidirli. Successivamente, pesta energicamente i semi sopra menzionati, mescolandoli con il mosto di cui sopra. Poi prendi 4 once di cannella, 3 once di zenzero, 1 oncia di chiodi di garofano, 2 once di cardamomo e mezza oncia di pepe lungo. Pesta bene tutto questo, mescolandolo con un po' di mosto, in modo che si mescoli con la mostarda: Per 2 parti(?)[177] di mostarda, aggiungi 1 oncia di spezie.

Scias quod quando mustum decoquitur, debet ibi poni tanta quantitas salis, ac si carnes deberent ibi decoqui; et quando dulcius mustum est, tanto melior mustarda inde fit.

Sappi che quando il mosto viene cotto, deve essere aggiunta una quantità di sale così grande come se vi dovesse essere cotto della carne, e più dolce è il mosto, migliore sarà la mostarda ottenuta.

Note

[1] In Avicenna è descritto un "electuarium de citro", che corrisponde approssimativamente a una marmellata di limoni. In medicina, questo termine indicava una sorta di pasta pensata per essere leccata. Il termine proviene originariamente dal greco ἐκλείχειν (= leccare).

[2] I tre termini "mapa", "clavicula" e "maticulata" sembrano in realtà significare qualcos'altro; infatti, "mapa" si riferisce effettivamente a una tovaglia o a una salvietta, ma può anche significare mappa, "clavicula" è stata tradotta da M. Mulon come tessuto, e "maticulata" è completamente oscuro. Tuttavia, dal momento che il nostro autore parla qui della suddivisione dei piatti, credo piuttosto che stesse pensando a una classificazione, cioè a una "scomposizione" (clavicula) o suddivisione degli ingredienti e dei piatti.

[3] Di solito il termine "herbae" evoca l'idea di erbe aromatiche. Tuttavia, la parola viene utilizzata nella prima sezione del "Liber de Coquina" per indicare le verdure.

[4] In italiano moderno, il termine "tisana" indica una bevanda infusa e corrisponde approssimativamente al nostro tè alle erbe. Il termine compare già in Apicio e descrive lì una sorta di minestra di verdure a base di legumi.

[5] Da questo commento possiamo dedurre che il nostro autore non era un medico.

[6] Il "medus" (miele fermentato) è già menzionato da Anthimus. Nel "Libro di buona cucina" troviamo una ricetta per questo. Viene preparato con due parti di acqua e una parte di miele, con l'aggiunta di luppolo e salvia.

[7] "Melcha" o "milcha" qui si riferisce al siero di latte o a una sorta di yogurt da bere. Troviamo già una ricetta in Apicio, dove con "melca" si intende una sorta di latte spesso. Una descrizione più precisa è fornita da Anthimus: "Oxygala vero Graece, quod Latine vocant melca, quod est lacte quod acetauerit" ("Oxygala" in greco, ciò che in latino chiamano "melca", è latte che ha acquisito acidità).

[8] Nella sezione 1.20 si trovano gli ingredienti della "cidra", che probabilmente corrisponde approssimativamente all'odierno sidro.

[9] E. C. Schianca ritiene che "limphatum" e "rosatum" rappresentino una sorta di vino di vinaccia e vino di rose. Tendo a concordare con M. Mulon nel assegnare entrambi i termini al vino di melograno.

[10] E. C. Schianca ritiene che "poma escula" debbano essere interpretati come "ghiande". Non posso concordare con questa interpretazione e preferisco tradurre come "mele commestibili" – a differenza delle mele da sidro speciali, che di solito vengono utilizzate per la produzione di succo e vino di mele.

[11] "qualiter medela" non è comprensibile. La correzione "quale remedium" mi sembra più probabile.

[12] "Crocus" è l'antico termine per lo zafferano. Il nome moderno, frequentemente utilizzato nel nostro libro di cucina, ha origini arabe. Lo zafferano veniva coltivato in alcune regioni d'Europa nel Medioevo, compresa l'Italia. Lo zafferano della zona di L'Aquila era

particolarmente apprezzato. "Infectus" sembra riferirsi a una preparazione speciale ed è un termine che compare spesso nel nostro libro di cucina.

[13] Come resina d'incenso maschile si intendeva quella che aveva la forma di una goccia rotonda (cfr. Plinio, Nat.Hist. 12.32).

[14] Questa ricetta non si trova nel manoscritto A.

[15] Secondo E. C. Schianca, la parola "buthatus" deriva dal latino medievale "butta" = botte e significa "dal sapore di botte".

[16] Probabilmente si tratta di cremor tartaro (principalmente tartrato acido di potassio e tartrato di calcio), in latino "tartarus" o "tartarum".

[17] "Derozyr" sembra essere identico al francese "desroussir", che compare nel Menagier de Paris e significa "sbiancare", "purificare".

[18] Riguardo agli ingredienti esatti, non è sempre completamente certo. Con "folii" si intendono probabilmente foglie di alloro, mentre cardiaca comune, gittaione comune e gladiolo sono suggerimenti di M. Mulon. Xilobalsamum è molto probabilmente legno di balsa. La verza per "orimum" è anche una proposta di M. Mulon. Potrebbe essere possibile leggere questa parte anche come "ocimum" (basilico).

[19] M. Mulon nella sua edizione del testo ha "folii, gariofilorum, ...", quindi "foglie, chiodi di garofano, ...". Tuttavia, è probabile che si intendano le foglie di garofano.

[20] Poiché gli asparagi sono menzionati due volte in questa ricetta e la parola "sparasi" è conservata come asparago bianco in alcuni dialetti del nord Italia, è possibile che con "sparagum" si intenda asparago verde e con "sparasium" si intenda asparago bianco.

[21] Anche in questa ricetta alcune ingredienti non sono sicure, in particolare "turbita" = Athamanta turbith, "cucumis" = anguria o cetriolo(?), "squernantus" = giunco e "mirabolum" = "myrobalanum", mazze di tamburo o il frutto di *Moringa oleifera* o chebula, il frutto di *Terminalia chebula* (?).

[22] "squernantus" = "schoinuanthos", probabilmente la citronella (*Andropogon citratum*). E. C. Schianca ha tradotto questo come giunco (*Iuncus odoratus*).

[23] Vedi nota 22.

[24] Il numero 4 si trova solo nel manoscritto B.

[25] Vedi nota 10.

[26] "Caprioli" nel nostro libro di cucina può significare sia capretto (sempre nella combinazione "caprioli et agnelli") che cervo.

[27] "gruelus" (francese "gruau") è una specie di grano o farina di cereali grossolana. La ricetta 5.4 suggerisce che "gruelus" potrebbe anche riferirsi a un tipo di pane.

[28] Il latte di mandorle è un ingrediente estremamente popolare nei piatti medievali. Viene fatto con mandorle pestate con un po' d'acqua o a volte anche con vino. Una variante zuccherata si è conservata a Napoli fino ai giorni nostri come bevanda tradizionale.

[29] Con "tisana lutii" si intende probabilmente una tisana di reseda (reseda luteola).

[30] E. C. Schianca interpreta questo passo come "Tisana di reseda, fichi e rametto di rosmarino (rami rosmarini)". Nell'originale c'è scritto "racemus transmarinus", che significa circa "uva passa". Tuttavia, dal testo non è completamente chiaro se debba essere fatto un tè o un vino.

[31] Anche se nell'originale si legge chiaramente "spola", E. C. Schianca suggerisce di interpretarlo come "spolia", dando al testo il seguente significato: "con la pelle (spolia) di un'oca, infilata su tubi (tibiis)". Sarebbe così realizzato una sorta di soffiatore, con il quale soffiando l'aria si stacca la pelle del pollo dalla carne. Una procedura simile è già descritta da Apicio (Apic. 8.7.1). Tuttavia, questa interpretazione non sembra corretta, poiché anche in 7.22 una piuma viene utilizzata per soffiare e il termine "tibia" nel passo precedente si riferisce chiaramente alla coscia del pollo. Tuttavia, il significato di "spola" non è facile da chiarire. In italiano, "spola" si riferisce al rocchetto del telaio del tessitore intorno al quale viene avvolto il filo. Originariamente era fatto di giunco, da cui la mia interpretazione come "penna d'oca".

[32] "Agresta" – chiamato "Agraz" nell'alto tedesco medio – è un ingrediente tipico della cucina tardo medievale. Maggiori informazioni sulla produzione di "Agraz" sono presenti in due ricette del *Buoch von guoter spise*, un libro di cucina risalente al 1350 circa e originario di Würzburg: nella prima ricetta si dovrebbero pestare uva e mele acide, mescolarle con vino e spremere, ottenendo così una salsa. Nella seconda ricetta, mele di legno vengono pestate con prezzemolo e rapa bianca, poi spremute. "Agresta" doveva essere abbastanza acida, poiché come alternative nella prima parte del libro si menziona l'aceto e nella seconda il succo d'arancia amara. Anche l'ultima ricetta del *Libro della cucina* è una ricetta per "Agresta", chiamata "agresto" e preparata con vinaccia di vino bianco, da cuocere con vino o acqua. "Agresta" è menzionata anche da Giacomo Castelvetro nel suo *Brieve Racconto di tutte le radici di tutte l'erbe e di tutti i frutti che crudi o cotti in Italia si mangiano*, pubblicato nel 1614, e sembra essere stata ancora molto popolare nella cucina italiana di quel tempo. Nei libri di cucina francesi (ad esempio, negli *Enseignements* e nel *Viandier*) si trova invece il termine "verjus".

[33] Un "pastillus" è probabilmente una sorta di cestino formato da pasta, nel quale vengono poi inseriti gli ingredienti, corrispondendo quindi a una pasta.

[34] La parola "trapa" significa più o meno buca, fossato, trappola. Si tratta ovviamente di un recipiente da cucina composto da due ciotole sigillate al centro. Dispositivi di questo tipo venivano probabilmente anche realizzati su misura.

[35] Non è chiaro come interpretare questo passo. Potrebbe trattarsi di una preparazione speciale in cui lo zafferano è immerso, ad esempio, in vino o aceto. È interessante notare il preciso riferimento a un metodo di preparazione regionale.

[36] Il significato effettivo di "calidus" è "caldo". Tuttavia, ritengo possibile che qui si intenda piuttosto piccante o saporito, poiché in questo contesto non vedo un riferimento diretto a "spezie calde".

[37] Una ricetta per salsa all'aglio per la carne si trova in 7.67.

[38] Mentre E. C. Schianca ritiene che con "auca" sia intesa solo l'oca di cui si parlava negli ultimi ricette, credo che il termine indichi piuttosto la carne di pollame in generale, poiché questa frase conclude l'intero capitolo e l'autore del Tractatus conosceva la parola latina "anser" per oca. "auca" deriva da avis = uccello e si ritrova in italiano come "oca", in francese come "oie".

[39] Ci sono due ricette per salsa verde in 5.10 e 7.71, mentre la preparazione della salsa di camelina viene descritta nelle ricette 5.11 e 7.70.

[40] Potrebbe essere che qui si intenda il pepe bianco, lungo e nero, come nella ricetta 2.2.

[41] I grani del paradiso sono una varietà di cardamomo originaria dell'Africa (*Amomum melegueta*).

[42] 3 once di pepe (circa 80-90g!) sembrano essere una quantità molto generosa, anche se dovrebbe essere usato per condire un intero coniglio o addirittura un agnello.

[43] Le denominazioni francesi per i singoli piatti compaiono spesso nel nostro libro di cucina. Ciò rafforza l'ipotesi che l'autore della prima parte di questo libro di cucina sia originario della Francia.

[44] Il "broculus", già menzionato in 2.8, è probabilmente la forchetta sullo spiedo utilizzata ancora oggi per grigliare il pollame.

[45] Le ostriche naturalmente non sono pesci. Tuttavia, sia il termine latino che quello francese indicano chiaramente che si tratta di ostriche.

[46] Questo suggerimento indica evidentemente che i pesci dovrebbero essere cotti in acqua dolce salata e non direttamente in acqua di mare, come era a volte consuetudine (vedi ad esempio Apicio, De re coquinaria, 8.1.2;10).

[47] Le murene erano tra i pesci più ambiti e costosi nell'antichità e venivano talvolta addirittura allevate in bacini appositi (vedi Plinio, Nat.Hist. 9.170). Oggi in Sicilia sono ancora considerate una prelibatezza.

[48] Per il significato di "trapa", vedi la nota 34.

[49] "Exomagara" corrisponde secondo M. Mulon a "oxygar" = sgombro.

[50] "Rax" potrebbe anche essere una specie di squalo. Tuttavia, è più probabile che si tratti di razza (francese "raie", italiano "razza").

[51] Una ricetta per salsa all'aglio per il pesce si trova in 3.7.

[52] La parola francese antica "pleiz" o "plaïz" – oggi "plie" – significa platessa. E. C. Schianca lo identifica come "platessa" (*Pleuronectes platessa*). Potrebbe anche essere una passera

(*Platichtys flesus*). Negli "Enseignements", tuttavia, "plaïz" è menzionato insieme a "flondres".

[53] Probabilmente "rungra" o "rumgra" (manoscritto A) è dovuto a un errore di trascrizione e va interpretato come "cungra" = "conger" (anguilla di mare).

[54] "Blanc mangier" o Blancmanger è una delle ricette standard medievali che si trovano praticamente in ogni libro di cucina.

[55] "Fricare" significa letteralmente "grattugiare", ma in questo contesto c'è molto probabilmente un errore con "frigere" = arrostire/cuocere.

[56] Il significato della parola "mistembec" non è del tutto chiaro. Probabilmente si tratta dello stesso piatto noto nella cucina nordica come "mincebek" e deriva dal francese "mis-en-bec" (simile all'italiano "saltimbocca"). Tuttavia, potrebbe anche derivare dall'arabo, poiché ad esempio una ricetta del *Kitab al-Tabik*, un libro di cucina arabo medievale, corrisponde abbastanza bene alla nostra ricetta.

[57] In realtà "lavata" (lavato o umidificato), ma probabilmente si intende "levata" (lievitata) (vedi ricetta 5.13 per "otrae").

[58] La ricetta per questo "sorbitium" si trova al 4.10.

[59] Prodotti da forno fritti simili si trovano ancora oggi in Italia ("frittole") e altrove.

[60] Lo sciroppo descritto qui è una sorta di glassa di zucchero, che in cucina moderna viene preparata con acqua calda o con albume d'uovo e zucchero a velo. Non è del tutto chiaro a cosa servano le gusci d'uovo utilizzati in questa preparazione. Forse lo zucchero utilizzato era di scarsa qualità. E. C. Schianca ha tradotto albume d'uovo al posto dei gusci d'uovo.

[61] Che "gastellum" sia una varietà di pane emerge chiaramente da questo passaggio. E. C. Schianca descrive questo pane come una varietà che veniva cotta sotto la cenere, probabilmente in un recipiente di terracotta.

[62] Il testo latino sembra essere mal trasmesso in questo punto. Probabilmente dovrebbe essere "carpinas", che significa "strappare".

[63] Il titolo del piatto non è del tutto chiaro. "Arpa" significherebbe arpa, ma potrebbe derivare da "carpere" o dal francese "charpie", una specie di fricassee di pollo, che si trova negli *Enseignements*.

[64] Questa ricetta è quasi identica alla "patina de piris" (casseruola di pere) da *De re coquinaria* di Apicio. Tuttavia, manca un dolcificante aggiuntivo (ad esempio, miele).

[65] Dopo che il piatto è stato già distribuito nelle scodelle, non è chiaro perché dovrebbe essere rimesso in pentola.

[66] Non è del tutto chiaro se si tratti di angurie ("cocomeri") o, come sosteneva M. Mulon, di cetrioli (francese "concombre"). Il fatto che anche le altre frutta menzionate, tranne le zucche, siano relativamente dolci fa pensare alle angurie, mentre l'origine probabile del Tractatus (Francia) suggerisce piuttosto i cetrioli.

[67] Con "poreta" si intende una preparazione di verdure che può essere fatta con oltre al porro, anche con altre verdure. Ad esempio, nel *Menagier* c'è una ricetta per la "poreta" con bietola.

[68] E. C. Schianca ha suggerito di interpretare questa frase nel senso che i fagioli, i piselli e il grano dovrebbero essere prima ammollati e poi cotti. Tuttavia, sembra più probabile che debbano essere cotti prima solo con acqua e successivamente con gli altri ingredienti, come nella ricetta successiva (5.7). Non è chiaro a cosa si riferisca l'osservazione che questo è già stato detto. Qui nel nostro libro di cucina sembra che ci sia un po' di confusione. Forse questa ricetta è stata scambiata con quella successiva.

[69] Una ricetta per questo si trova anche nel "Libellus de arte coquinaria" danese, ma sotto il titolo "de salso valente ad tres dies et non amplius". Quindi, non dovrebbero essere conservati troppo a lungo dopo la preparazione.

[70] La salsa di Camelina è menzionata molto spesso nel nostro libro di cucina. Una ricetta si trova anche nel *Libellus de arte coquinaria* danese, ma è chiamata "salsum dominorum". È una salsa al cannella, il cui nome probabilmente deriva dal colore cammello. G. Roversi sostiene in *Sapori e Profumi del Medioevo* che "camelina" si riferisca alla camomilla. Tuttavia, questa interpretazione non sembra plausibile.

[71] In questo punto si intende probabilmente "(al)ligatur".

[72] L'edizione di testo di M. Mulon riporta "fervare" qui, ma questo non ha molto senso. Nella copia A leggo "seruare".

[73] Il testo latino non è del tutto comprensibile qui. E. C. Schianca suggerisce di capire che le mele dovrebbero essere schiacciate per separare la buccia dalla polpa.

[74] L'"allectia" presente nell'originale dovrebbe probabilmente – speriamo – essere "allea", specialmente perché la preparazione delle teste di acciughe sembra molto improbabile in questo contesto.

[75] Vedi le ricette 4.6 e 4.7.

[76] Nella copia A questo libro di cucina è stato direttamente aggiunto al precedente. Anche se l'inizio è evidente come una nuova sezione, il titolo manca ed è visibile solo dalla nota a margine. Sembra che entrambe le opere fossero già all'epoca considerate come correlate.

[77] L'olio non è menzionato in precedenza. È stato probabilmente dimenticato durante la trascrizione della ricetta. Tuttavia, nel *Libro della cucina* è presente. Lì, si dovrebbe cuocere il cavolo prima in olio e acqua.

[78] La formulazione di questa ricetta non è chiara. Si tratta probabilmente di un contorno per un piatto di carne di maiale. Probabilmente il cavolo viene prima tritato e cotto in acqua, quindi mescolato con le uova e cotto di nuovo o cotto al forno come una sorta di soufflé, per poi essere servito insieme alla carne di maiale.

[79] La ricetta richiede "rape di maiale". Probabilmente si tratta della barbabietola rossa.

[80] Qui si presume chiaramente che il piatto debba essere preparato nei giorni di digiuno con pesce.

[81] La differenza tra "spinargia" e "atriplicia" non è chiara. Potrebbero essere due tipi diversi di spinaci (da qui la proposta di "valerianella" per "atriplex") o potrebbero essere stati dati due nomi diversi per lo stesso ingrediente.

[82] Qui si tratta chiaramente di una ricetta per la produzione di una specie di mortadella per i giorni di digiuno. Poiché le "mortarelli" sono menzionate insieme a salsicce ("tomacelli" e più avanti "salciciae" o "salsiciae") e secondo la descrizione successiva ("De tumacella predicta"), in cui viene menzionata la carne di maiale, non ci sono dubbi che con "mortarelli" si intenda una forma precoce di mortadella di Bologna. Anche la forma di ghianda menzionata corrisponde abbastanza esattamente alla forma comune oggi. In tal senso, questa potrebbe essere la prima ricetta di questa specialità di Bologna che ci sia pervenuta. È ancora più sorprendente che la ricetta non abbia un titolo proprio, ma sia menzionata in relazione alle verdure con cui le salsicce devono essere cucinate. Ci sono due teorie sull'origine del nome "Mortadella": mentre una afferma che "Mortadella" derivi da "murtatum" – un tipo di salsiccia condita con mirto – il nome latino qui menzionato "mortarelli", insieme alla preparazione e alle spezie, suggerisce piuttosto il mortaio ("mortarium") come nome, nel quale originariamente la carne (nel nostro caso il pesce) per la mortadella veniva pestata. La moderna mortadella è infatti fatta solo di carne magra di maiale, a cui viene aggiunto lardo di collo di maiale a cubetti (in italiano "lardelli"). Varianti di ricette di carne preparate con il pesce erano comuni nel Medioevo e venivano utilizzate nei numerosi giorni di digiuno.

[83] In questo punto non è del tutto chiaro se la forma "crastatinis" sia dovuta a un errore di scrittura e debba essere intesa come "castratinis", o se significhi "arrosto". La seconda opzione mi sembra improbabile, poiché si presume che il finocchio debba ancora essere cotto. Quindi si tratta sicuramente di carne di castrato.

[84] Secondo la consueta distinzione tra giorni di carne e giorni di digiuno, questa annotazione sembra suggerire di omettere il pollo nei giorni di digiuno.

[85] Poiché nei piatti elencati qui si presta attenzione a una preparazione leggera e digestiva (vedi 6.16), l'indicazione che le spezie debbano essere servite separatamente in ciotole si intende nel senso che ognuno può condire il finocchio da solo. Tuttavia, non è del tutto chiaro a cosa si riferiscano le spezie "sopra menzionate". Probabilmente si intendono le cipolle brasate nell'olio.

[86] Con "pasta" si intende probabilmente una miscela di farina e acqua o brodo. Già Apicio usava spesso "tracta" per addensare le salse, che aveva una consistenza simile ma probabilmente era essiccata per essere sbriciolata nelle salse.

[87] Come in altre ricette, anche qui si fa nuovamente distinzione tra giorni senza carne e giorni in cui è consentito mangiare carne. Nei giorni senza carne si utilizza l'olio per friggere, mentre nei giorni di carne si utilizza il lardo o lo strutto.

[88] Non è chiaro cosa si intenda esattamente con "omnibus salsis", ma si presume che si tratti di pesce o carne salata. La pratica di conservare la carne e il pesce nel sale per poterli conservare a lungo era già comune nell'antichità. Ad esempio, ci sono alcune ricette di pesce salato di Apicio (vedi, ad esempio, Apic. 9.13.1-2). Per prepararle, dovevano essere dissalate per un po' di tempo per rimuovere il sale.

[89] Il titolo "documentum" per una ricetta è abbastanza insolito in questo contesto. Poiché la nostra trascrizione del *Liber de Coquina* è probabilmente di origine francese, potrebbe derivare dal desiderio dell'editore di sottolineare esplicitamente il legame con la Francia. Da notare anche l'uso del Brie alla fine della ricetta.

[90] La parola "pecia" compare solo alcune volte nel nostro libro di cucina e probabilmente si riferisce in origine a un peso (vedi 10.14), ma può anche significare "pezzo".

[91] Piatti simili preparati nel mortaio (mortarolum) si trovano anche in 7.63 e 64. In questa ricetta potrebbe essere richiamato anche il ricordo della ricetta per la Mortadella ("mortarel-li" in 6.12). Poiché le uova vengono aggiunte al composto ancora caldo, dovrebbero conferi-re al piatto una certa consistenza. Probabilmente il tutto veniva servito in ciotole, come in 7.63 e 64.

[92] Nel *Libro della cucina*, in cui è presente una traduzione di questa ricetta, si menziona "col cappone intero" (con un intero cappone).

[93] Vedi nota 90

[94] I "faseoli", "fasseoli" o "fasselli" sono probabilmente i fagioli vacche, diffusi già nell'anti-chità (*vigna unguiculata* L.), che a volte venivano mangiati verdi con il baccello, simili ai nos-tri odierni fagioli verdi. I nostri fagioli verdi furono introdotti successivamente dall'America.

[95] Le precise indicazioni geografiche per alcuni piatti di origine italiana suggeriscono che il nostro autore conoscesse molto bene l'Italia. Con "marchie trivisine" si fa riferimento alla "Marca trevigiana", la zona intorno a Treviso.

[96] Non è chiaro di quale tipo di fungo si tratti. Potrebbero essere funghi porcini, o forse chanterelle o un altro tipo di fungo a tubi.

[97] Poiché si aggiungono anche i tuorli d'uovo, il brodo diventa naturalmente piuttosto denso durante la cottura, a seconda della quantità di brodo aggiunta. Tuttavia, nella ricetta succes-siva si specifica esplicitamente che, a differenza di questa ricetta, si dovrebbe aggiungere poco brodo.

[98] La parola incomprensibile "montam" può essere interpretata come "menta" o "montanum" (montano, in riferimento al prezzemolo). Probabilmente si intende la menta.

[99] Con "fusticelli" si intende probabilmente un tipo di corteccia aromatica, liquirizia o sanda-lo. M.A. Causati Vanni l'ha identificata come sommacco in *Il Convito dell'Imperatore*.

[100] La posizione di questa ricetta tra altre ricette con indicazioni geografiche nel titolo suggerisce che anche "martinus" sia da interpretare geograficamente. Tuttavia, è molto dif-ficile associarlo a una regione specifica. Anche gli ingredienti non sono molto specifici,

tranne forse lo zafferano. Una possibilità remota potrebbe essere che si tratti di una ricetta dalla regione delle Marche: una ricetta tradizionale di pesce da lì include anche pezzi di pane e zafferano. Tuttavia, dovrebbe essere chiamata probabilmente "brodium marc(h)inum" e non "brodium martinum".

[101] Una ricetta simile, ma leggermente più elaborata, per "lomonia d'un cappone" (Limonia di cappone) si trova anche nel *Frammento di un Libro di Cucina del Sec. XIV*, curato da Olindo Guerrini nel 1887.

[102] Secondo l'opinione generalmente diffusa, "citrangulum" si riferisce all'arancia amara, il cui succo è ancora usato oggi, soprattutto nella cucina spagnola. Tuttavia, le arance dolci comuni erano già conosciute in Sicilia nel XII secolo, come ci informa la *Historia de rebus gestis in Siciliae Regno* di Hugo Falcando. Limoni e arance furono introdotti in Europa meridionale durante le Crociate dal Medio Oriente, mentre i cedri erano già presenti in Italia nell'antichità e venivano utilizzati nel libro di cucina di Apicio.

[103] La "gratonesa" descritta qui è equivalente alla "gratonia" o "gratonata" che troviamo nel Libro della cucina risalente al 1400. Tutti i piatti condividono l'uso dei tuorli d'uovo e spesso dello zucchero. Una delle ricette del *Libro della cucina,* "gratonea di polli, ucelli et pesci", corrisponde alla nostra tranne per l'assenza delle mandorle.

[104] Il titolo di questo piatto sembra provenire dall'arabo (da "rumman" = melograno) e probabilmente non ha nulla a che fare con Roma, la regione italiana della Romagna o l'impero romano fondato dai crociati a Costantinopoli nel 1204 e sciolto nel 1261.

[105] Il significato preciso della parola "festigia" non è chiaro, ma sembra essere correlata all'italiano "festeggiare". Tuttavia, è chiaro dalla modalità di preparazione che si tratta di un piatto festivo.

[106] Sembra che qui si debbano grigliare prima i cappelletti e poi strofinarli con lo speck, contrariamente alla prassi comune.

[107] Cfr. nota 54.

[108] Questa osservazione potrebbe essere considerata come un ulteriore indizio sull'origine dell'autore.

[109] "Frisso" significa in realtà stufato, grigliato o arrostito. Tuttavia, non è ancora del tutto chiaro come dovrebbe essere preparato il latte. Probabilmente dovrebbe essere cotto in padella fino a quando inizia a rapprendersi.

[110] Questa ricetta, presente nel manoscritto A, è stata omessa da M. Mulon. Tuttavia, è stata anche ripresa dall'autore del *Libro della cucina*.

[111] Questo passaggio, sebbene ben leggibile, è difficile da comprendere. "Frixa" mi sembra piuttosto incerto e il significato di "tarda" (la parola non compare altrove) è poco chiaro in questo contesto. Potrebbe trattarsi di un errore di trascrizione. L'autore del *Libro della cucina*, fortunatamente anche traduttore di questa ricetta, riporta la frase nel seguente modo: "Poi prendi uno vaso di terra, fatto in modo di cardafisia, cioè d'inguastara o di

fiasco." (Poi prendi un recipiente di terracotta, fatto come una "Cardafisia", cioè un "inguastara" o una bottiglia a cesto.) Se l'autore del *Libro della cucina* aveva ragione nella sua interpretazione, con "tarda frixa" si intende la forma di un contenitore, probabilmente una sorta di bottiglia panciuta. Questo sembra piuttosto plausibile nel contesto. È possibile che "cardafisia" provenga dal greco, forse da καρδία (cuore) e φύσις (forma), e si riferisca a una bottiglia a forma di cuore. Tuttavia, questo probabilmente non si riferisce alla forma del contenitore di terracotta, ma a come modellare la pelle. Ovviamente, l'autore ha compreso il termine – probabilmente a differenza dell'autore della trascrizione del nostro libro di cucina. Tuttavia, lo ha chiarito con le parole "inguastara" (non comprensibile per me) e "fiasco" (originariamente una bottiglia di vimini o di paglia, come quelle che si trovano ancora oggi talvolta come bottiglia di vino), il che suggerisce che "cardafisia" fosse un termine poco usato o dialettale. Infine, la pelle riempita dovrebbe essere cotta aggiungendo un po' d'acqua nel recipiente di terracotta menzionato.

[112] "Infla" manca nell'originale.

[113] Un procedimento simile è descritto in 2.2. Cfr. nota 31.

[114] Qui "Agresta" probabilmente si riferisce a pezzi di frutta.

[115] Nell'originale si legge "larcellis", ma probabilmente si intende "lardellis".

[116] Anche nell'italiano moderno a volte il formaggio, specialmente il formaggio duro, è chiamato "forma" (originariamente "formaggio").

[117] Per fare ciò, la metà della cipolla viene prima tagliata a croce. I singoli bastoncini o cubetti vengono poi tagliati a strati.

[118] Il testo in questo punto non è completamente comprensibile e i manoscritti sono discordi. La traduzione proposta è quindi solo approssimativa.

[119] Quali specie di uccelli siano intese rimane poco chiaro – anche i capponi non sono uccelli selvatici e ancor meno uccelli di bosco, come ci fa credere il termine "aves silvestres".

[120] Questo "piatto" rientra nella categoria dei piatti di spettacolo ed effetto. Questo tipo di paté non era sicuramente destinato al consumo. Per questo, la sorpresa degli ospiti quando vengono tagliati, facendo volare fuori gli uccelli, è ancora più grande. Un piatto con uccelli vivi che volano fuori da un ventre di maiale è già presente nella Cena Trimalchionis del *Satyricon* di Petronio (40.5). Lì gli uccelli vengono catturati subito dopo e serviti agli ospiti.

[121] Sembra più probabile che in questo punto si intenda "colorare", anche se nei manoscritti si trova "colare".

[122] "Cambiare" è identico all'italiano e un ulteriore indizio sull'origine dell'autore.

[123] Con "camelinus" si intende probabilmente un colore che corrisponde approssimativamente a quello della salsa *Camelina* (vedi 5.11), quindi color cammello o cannella.

[124] La parola "lomia" compare solo in questo passaggio. Non è noto se si intendano limoni o lime. Tuttavia, in questo passaggio compaiono anche i termini "limo" (= limone) e "limoncel-

lum" (= piccolo limone / lime), quindi potrebbe esserci stata una differenza o le ricette potrebbero provenire da fonti diverse e non essere state ulteriormente elaborate.

[125] Forse qui si intende "super ius". Tuttavia, ciò non cambia significativamente il significato.

[126] "In" sembra poco appropriato in questo punto, specialmente perché "duo rubea" non è in ablativo, oppure manca una parola (ad esempio "mortario"). Si intende probabilmente che due tuorli di uova grigliate sul fuoco vengano presi e mescolati con gli ingredienti precedentemente menzionati.

[127] Con "rat(t)a porcina" si intende una sorta di pelle di salsiccia, probabilmente la pelle della milza o la milza stessa (francese "rate").

[128] Questo piatto è sostanzialmente un *blancmanger* con carne di agnello al posto del pollo. Degna di nota è l'uso del miele al posto dello zucchero. Il titolo di questa ricetta è probabilmente di origine araba, come *Limonia* e *Romania*, forse questa ricetta è intitolata a una persona - nel Medioevo c'erano diversi califfi con il nome di al-Mamun, da cui potrebbe derivare un nome come *Mamunia* o *Mamonia*.

[129] Questa indicazione a mio parere può essere interpretata solo come il fatto che alcune persone, prima di affumicare, legano delle salsicciotte di circa la lunghezza di un dito (circa 6-10 cm), mentre altri, simili alla salame moderna, lasciano i budelli di maiale interi.

[130] I manoscritti offrono qui due versioni diverse, cioè "Deinde grossetur" (A) e "Et inde assetur" (B). Tuttavia, la terza variante indicata qui sembra essere la più logica.

[131] Il commento "senza croste / gusci" non sembra del tutto comprensibile in questo contesto, se dovrebbe riferirsi al carbone. Si potrebbe immaginare al massimo che il carbone di legna debba essere già bruciato abbastanza in modo che si vedano solo cenere e brace.

[132] Questa e la seguente ricetta ricordano la già citata Mortadella (vedi nota 82). Tuttavia, qui la massa non deve essere lavorata in salsicce ma mangiata in ciotole.

[133] Eccezionale è qui l'uso della parola greca "epar" per il fegato.

[134] Questa ricetta è indicata nel Libro della cucina come ricetta per "mortadelle" (mortadella). Vedi la ricetta per "mortarelli" al 6.12.

[135] Vedi nota 114 per il 7.23.

[136] A seconda degli ingredienti utilizzati, per *Agresta* si possono utilizzare noccioli di mele o di uva.

[137] Si tratta di una sorta di salsa al cannella, il cui nome potrebbe derivare dal colore, simile a quello di un cammello (vedi nota 123).

[138] Vedi nota 99.

[139] La stessa ricetta si trova nel *Libro della cucina* con il titolo "De la gratonia".

[140] Vedi nota 117.

[141] Questa ricetta lascia alcune domande aperte: suppongo che si tratti di una sorta di budino di semolino con pasta. Prima la semola dovrebbe essere bollita nel latte. Poi si aggiungono le tagliatelle. Dato che non vengono menzionati né sale né zucchero e solo pepe, pancetta o strutto e zafferano, potrebbe essere leggermente salato – potrebbe anche essere un piatto dolce. In *Frammento di un Libro di Cucina del Sec. XIV*, pubblicato da Olindo Guerrini nel 1887, si trova una ricetta con "vermicelli", mandorle e zucchero.

[142] Cosa potrebbe significare "vermiculi" o "anxia Alexandrina" non è chiaro. Probabilmente si tratta di pasta, forse una sorta di "vermicelli" e una simile varietà di pasta, forse proveniente da Alessandria in Liguria.

[143] Questa ricetta si trova anche in forma leggermente modificata in *Frammento di un Libro di Cucina del Sec. XIV*. Lì, lo zucchero dovrebbe essere aggiunto all'impasto e alla fine, come nell'8.8, spolverato sui fiori di sambuco fritti.

[144] Qui sembra mancare almeno una parola.

[145] Qui si intendono probabilmente le lunghezze delle dita (vedi nota 129), quindi "tre dita" corrispondono a circa 20-30 cm.

[146] Anche questo piatto potrebbe essere di origine araba. Ciò è indicato dalla combinazione di mandorle, uvetta e prugne e dal commento nella ricetta successiva. Nel *Libro della cucina* questa ricetta si chiama "Del brodo del pesce" (Sulla zuppa di pesce).

[147] Con "zenula" potrebbe essere inteso l'elecampane (*Inula helenium* L., francese aunée) oppure eventualmente un frutto. Nel *Libro della cucina*, è scritto come "ienula" (elecampane).

[148] In realtà, crocus e zafferano sono la stessa cosa. Tuttavia, questo evidentemente non era chiaro all'autore in questo punto.

[149] Anche qui si intende la distinzione tra giorni di carne e giorni di digiuno. Nei giorni di digiuno, l'olio veniva usato per friggere al posto dello strutto. Questo naturalmente portava al pesce preparato con olio e la carne con lo strutto. Vedi anche la nota 87.

[150] Ci sono alcune indicazioni che invece di "mel, langulos" in questo punto, si dovrebbe leggere "melangulos". Questo significherebbe che dovrebbero essere aggiunti pezzi d'arancia, ma nessun miele. Probabilmente la parola "melangulus", che compare solo in 10.7, non era familiare allo scrittore. Per il termine "melangulum" o "melangulus", vedere la nota 102 e 167.

[151] Con "allectibus" qui probabilmente si intende il tipo di pesce da cui originariamente è stata fatta l'antica "allec" (una salsa di pesce simile al famoso "garum" e simile al moderno Nuoc-Mam vietnamita). Probabilmente si tratta dell'acciuga (vedi nota 152).

[152] "vel sardellas" sembra essere un'esplicazione di "allectia" qui.

[153] Qui il redattore del nostro libro di cucina probabilmente ha confuso sardine e acciughe nel suo appunto a margine.

[154] Poiché più avanti i calamari vengono menzionati come una speciale varietà di "pulpi", probabilmente qui si fa riferimento ai "polipi", fusi in "pulpi".

[155] Il testo originale in questo punto è difficile da leggere. Ma si tratta certamente di calamari, una specifica varietà di "polipi" o "pulpi".

[156] Con "orecchie" si intendono certamente le caratteristiche pinne sporgenti dei calamari.

[157] Non è chiaro a cosa si riferisca "muscatellus". "per easdem" potrebbe fare riferimento alle "auriculas" (le "orecchie") della ricetta precedente. In tal caso, sarebbe giustificato supporre che si tratti anche qui di una specie di calamari.

[158] Anche se nelle manoscritture si legge "volueris" anziché "nolueris", sembra più logico utilizzare lo zafferano solo se si omette la vescichetta di colore.

[159] Questa ricetta manca nel manoscritto A.

[160] Non è chiaro se si tratti di grilli (cavallette) o di una specie di gamberi. Tuttavia, dato che la ricetta si trova in mezzo ad altri frutti di mare, è probabile che si tratti di una specie di gambero.

[161] Il metodo che sembra molto crudele, di immergere gli animali vivi in salsa di spezie prima della loro preparazione in modo che la assumano prima di essere uccisi, sembra risalire al gourmet romano Apicio, che lo praticava già con le muggini, come ci riferisce Plinio il Vecchio (Plin. Nat. Hist. 9.66).

[162] Questa ricetta promette salsicce ("salciciae"), ma è più simile a una sorta di polpettone di pesce.

[163] Questa osservazione non è del tutto comprensibile, poiché quasi tutti i pesci menzionati qui – tranne razze, squali e calamari (che non sono un pesce) – hanno lische.

[164] Questa è la ricetta più lunga e certamente più elaborata in tutto il nostro libro di cucina e, come possiamo dedurre dall'annotazione finale, è pensata come piatto principale per il grande banchetto, così come la ricetta successiva (10.7). Leggendo la lunga lista degli ingredienti e il modo in cui questa torta festiva è preparata, potremmo ricordare la "patina Apiciana" o la "patina cotidiana" dal libro di cucina di Apicio (Apic. 4.2.14,15), che assomiglia molto alla "torta Parmesana" in molti modi. Anche lì, ingredienti dolci sono mescolati con carne – qui ravioli dolci di mandorle e datteri, da Apicio "passum" (un vino molto dolce). Come qui, anche da Apicio la carne viene mescolata con le uova e, come da Apicio, la torta è composta da diverse strati separati da sfoglie di pasta. Ma ovviamente nella torta parmigiana mancano anche gli ingredienti che ancora oggi conferiscono a Parma la sua fama culinaria mondiale: prosciutto e formaggio grattugiato. Una traduzione di questa ricetta si trova nel *Libro della cucina* risalente al 1400.

[165] Per colorare i ravioli o i tortellini, di solito si colora la pasta dell'involucro, non il ripieno. Tuttavia, qui non si fa menzione di un involucro di pasta, così come nella ricetta successiva.

[166] La preparazione dei ravioli di mandorle è descritta nella stessa ricetta alcune righe prima.

[167] Non è chiaro cosa significhi "melangulum". Nelle Abruzzo, la parola è rimasta come termine per il cetriolo ("melangula"). Tuttavia, mi sembra più probabile interpretarlo come l'arancia dolce, specialmente perché si utilizza solo il succo.

[168] Come questa torta deve essere composta non è chiaro dalla ricetta. Mi sembra che la ciotola formata con la pasta venga posta direttamente su un letto di brace di carbone, riempita a strati con gli altri ingredienti (già cotti) e coperta con un foglio di pasta su cui vengono infine posizionate le figure di marzapane.

[169] Si tratta di una ricetta che si avvicina molto a quella del marzapane. Anche oggi, la pasta di marzapane viene spesso utilizzata per tali decorazioni.

[170] Non è chiaro a cosa si riferisca esattamente l'ingrediente "zinziberati". Tuttavia, se supponiamo che si tratti di uno zucchero aromatizzato con zenzero, con una libbra di mandorle, una libbra di "zinziberati" (zucchero allo zenzero), due once di zucchero alla rosa e un po' di impasto, otteniamo una massa che assomiglia molto al marzapane sia per gusto che consistenza.

[171] "Cisorio" sembra essere stato pensato come un chiarimento più dettagliato per "tiella" e non si adatta realmente al testo qui.

[172] Una ricetta per "Galdafrax" si trova in 7.57.

[173] Vedi 7.28. Tuttavia, questo riferimento non compare nelle ricette qui elencate per torte o pasticci.

[174] Anche questa ricetta ha un riferimento locale.

[175] Di solito lo zafferano non deve essere tagliato. Potrebbe essere un errore di trascrizione. Questo è supportato dalla versione della stessa ricetta nel *Libro della cucina*, dove non si parla di zafferano ("saffranum"), ma di ravanello ("rafano"). Questo potrebbe indicare che i manoscritti A e B derivano da un manoscritto più antico, non conservato.

[176] Questo passaggio sembra non essere del tutto chiaro. Lo interpreto nel senso che qui, a differenza del "compositum lumbardicum", si dovrebbe utilizzare una mostarda dolce senza semi di finocchio o simili.

[177] Questo sembra essere un'unità di peso, poiché le spezie sono misurate in once.

Bibliografia

Manoscritti

Manoscritto A: manuscrits latin # 7131, fol. 94r-99v, Bibliothèque nationale, Paris (circa 1304-1314)

Manoscritto B: manuscrits latin # 9328, fol. 129r-139v, Bibliothèque nationale, Parigi (metà del XIV secolo)

Trascrizioni:

Deux traités inédits d'art culinaire médiéval, Marianne Mulon, Bull. philol. et hist. année 1968, vol 1, p. 369-435

I Ricettari di Federico II – Dal «Meridionale» al «Liber de coquina», Anna Martellotti, Leo S. Olschki Editore, Firenze 2005, ISBN 88-222-5442-2

Traduzioni:

Tractatus (1-5):

Tractatus de modo preparandi et condiendi omnia cibaria in: *Appunti di Gastronomia n. 26*, Enrico Carnevale Schianca, Condeco s.r.l. Editore, Milano 1998

Ricette selezionate in:

Libro della cucina, vedi sotto "Alcuni altri libri di cucina antichi e medievali" – questo libro di cucina risalente al 1400 contiene una serie di ricette tratte dal *Liber de Coquina* e tradotte in italiano.

La gastronomie au Moyen Age – 150 ricette dalla Francia e dall'Italia, Odile Redon, Françoise Sabban, Silvano Serventi, Editions Stock, Parigi 1993 (traduzione tedesca: *Die Kochkunst des Mittelalters. Ihre Geschichte und 150 Rezepte des 14. und 15. Jahrhunderts*, Odile Redon, Françoise Sabban, Silvano Serventi, Eichborn Verlag, Frankfurt a.M. 1993; traduzione inglese: *Recipes from France and Italy*, Odile Redon, Françoise Sabban, Silvano Serventi, University of Chicago Press; 2nd ed. Edition, Chicago 2000)

Il convito dell'Imperatore, Maria Anna Causati Vanni, Edizione Fondazione
Federico II, Jesi 2003

Selezione di letteratura sulla storia dell'arte culinaria

È quasi impossibile compilare un elenco anche solo approssimativamente completo dei libri e degli articoli pubblicati negli ultimi decenni sulla cucina medievale. Lo
spazio disponibile qui non sarebbe sufficiente. È evidente che questo argomento è
incredibilmente attraente in tutta Europa da molti anni.

Questa bibliografia non mira quindi a essere esaustiva, ma solo a fornire il necessario per avere una panoramica sulla letteratura dei libri di cucina medievali. Chi desidera approfondire l'argomento troverà nei lavori citati qui i riferimenti bibliogra-
fici necessari. Nel frattempo, Internet è diventato una buona fonte di bibliografie
sulla letteratura dei libri di cucina medievali.

Alcuni altri libri di cucina antichi e medievali:

circa 1700 a.C.:
Textes Culinaires Mésopotamiens, Jean Bottero, Eisenbrauns, Winona Lake – IN
1995, ISBN 0-93-146492-7

Intorno a 330 a.C.:
Archestratos, Ἡδυπάθεια in: **Corpusculum poesis epicae Graecae ludibundae I**, P.
Brandt, Teubner 1888

I – IV secolo:
Apicius, **De Re Coquinaria**, edizione, traduzione e commento di Robert Maier,
Reclam, Stuttgart 1991, ISBN 3-15-008710-4

VI secolo:
Anthimus, **De Observatione Ciborum**, edizione e traduzione di Mark Grant,
Prospect Books, Totnes, Devon 1996

Intorno a 1300:
Libellus de arte coquinaria, Rudolf Grewe e Constance B. Hieatt, Arizona Center
for Medieval and Renaissance Studies, Tempe, Arizona 2001, ISBN 0-86698-
264-7

Enseignemenz qui enseingnent a apareiller toutes manieres de viandes, in: *Le Viandier de Guillaume Tirel dit Taillevent*, le Baron Jérôme Pichon et Georges Vicaire, Parigi 1892 (ristampa di Slatkine Reprints, Genève, 1967)

1350-1400:
Buch von guter Speise, Hans Hajek, Erich Schmidt Verlag, Berlino 1958

Le Viandier de Guillaume Tirel dit Taillevent, le Baron Jérôme Pichon et Georges Vicaire, Parigi 1892 (ristampa di Slatkine Reprints, Genève, 1967)

The Viandier of Taillevent, ed. Terence Sully, Univ. of Ottowa Press, Ottowa 1988.

Ménagier de Paris, ed. Georgine E. Ferrier, Janet M. Ferrier, Clarendon Press, Oxford 1981

Il libro della cucina del sec. XIV. Testo di lingua non mai fin qui stampato. ed. Francesco Zambrini, Gaetano Romagnoli, Bologna 1863 (ristampa: Arnaldo Forni, Bologna 1968 – o in: *Anonimo Toscano, Libro della cocina*, Emilio Faccioli, Milano 1966)

Frammento di un Libro di Cucina del Sec. XIV, Olindo Guerrini, Zanichelli, Bologna 1887, Facsimile in: Sapori e Profumi del Medioevo. Ricette, civiltà della tavola e piante aromatiche in uso nel '300, dalle opere di Olindo Guerrini e Pier de' Crescenzi, Giancarlo Roversi, Atesa Editrice, Bologna 2003

Libri sulla storia dell'arte culinaria:

Great Cooks and Their Recipes: from Taillevent to Escoffier, Anne Willan, McGraw-Hill, Maidenhead (Gran Bretagna) 1977

Die Kochkunst in zwei Jahrtausenden. Das große Buch der Kochbücher und Meisterköche. Mit Originalrezepten von der Antike bis 1900, Traudl Seifert and Ute Sametschek, Gräfe und Unzer, Monaco di Baviera 1977

Aus Kochbüchern des 14. bis 19. Jahrhunderts: Quellen zur Geschichte e. Textart, a cura di Renate Ertl e Angelika Schmitt, ed. Hugo Stopp, Winter, Heidelberg 1980

Brieve Racconto di tutte le radici di tutte l'erbe e di tutti i frutti che crudi o cotti in Italia si mangiano, Giacomo Castelvetro, a cura di Emilio Faccioli, Gianluigi Arcari Editore, Mantova 1988

L'arte della cucina in Italia, a cura di Emilio Faccioli, Einaudi, Torino 1987

Alimentazione e cultura nel medioevo, Massimo Montanari, Laterza, Bari 1989

Le Moyen Age à table, Bruno Laurioux, Biro, Paris 1989

Das Kochbuch des Mittelalters. Rezepte aus alter Zeit, introdotte, spiegate e testate da Trude Ehlert, Artemis-Verlag, Zurich-Munich 1990

Tafelfreuden im Mittelalter. Kulturgeschichte des Essens und Trinkens in Bildern und Dokumenten, Bruno Laurioux, Belser, Stuttgart e Zurigo 1992

Histoire de l'alimentation, Jean-Louis Flandrin, Massimo Montanari, Fayard, Paris 1996

Küchengeheimnisse des Mittelalters. Kulinarische Entdeckungen und Rezepte, Maggie Black, Flechsig, Würzburg 1998

L'Europe se met à table, Liliane Plouvier, Bruxelles 2000 (Scaricabile da https://www.oldcook.com/histoire-plouvier: https://www.oldcook.com/doc/plouvier_europe_table.pdf

Il mondo in cucina. Storia, identità, scambi, a cura di Massimo Montanari, Editori Laterza, Roma-Bari 2002

Riviste:

Appunti di Gastronomia, Condeco s.r.l. Editore, Milano (sito web: http://www.appuntidigastronomia.com)

Suggerimenti per la preparazione

Ho riportato di seguito alcune delle ricette più semplici in una forma moderna per poterle preparare. Per preparare i piatti in modo "autentico", è necessario avere sicuramente un mortaio, ma in caso di necessità probabilmente può andare bene anche un frullatore ad immersione. Buon appetito!

Innanzi tutto, per quanto riguarda le salse speziate pronte:

Agresta:

Ingredienti per circa 1 litro di Agresta:
1 kg di uva acerba o aspra
1 kg di mele acerbe
0,5 litri di vino bianco secco

L'uva e le mele vengono pestate nel mortaio o ridotte in purea in altro modo. Successivamente si aggiunge il vino. Alla fine si filtra il succo attraverso un telo di lino o si passa il tutto attraverso un setaccio.

Latte di mandorla:

Ingredienti per circa 1 litro di latte di mandorla:
1 kg di mandorle sbucciate
0,5 litri di acqua o vino

Le mandorle vengono pestate gradualmente con l'aggiunta di acqua nel mortaio o ridotte in purea in altro modo il più finemente possibile. Il tutto viene poi passato attraverso un telo di lino o un setaccio.

Pollo "nella grotta" (2.4):

Si può anche cucinare un pollo "nella grotta", cioè tra due ciotole di terracotta, ben sigillate all'interno (plumbate), in questo modo: viene lessato in acqua; poi si soffriggono fette di cipolla in grasso o burro; successivamente si aggiunge un brodo speziato, preparato nel seguente modo: si prendono foglie di issopo, prezzemolo, salvia e il fegato del pollo, si pestano tutto insieme con un pezzo di pane bianco molto finemente in un mortaio e si ammollano con vino, agresta, aceto e brodo del pollo o un po' di latte di mandorla, con zafferano marinato alla lombarda, e si mette tutto nella "grotta". Quando ha cominciato a bollire, si aggiungono delle polveri

speziate al pollo tagliato a pezzi piccoli e si fa bollire un po' insieme con carne di maiale cotta e tagliata a pezzetti.

Per questo piatto è necessario un recipiente di terracotta chiuso, ad esempio una pentola di terracotta.

Ingredienti per 4 persone:
1 pollo (circa 1200 g) con cuore e fegato
1 cucchiaino di sale
per la salsa:
4 grandi cipolle
2 cucchiai di grasso di maiale
Issopo, prezzemolo, salvia (tutto fresco)
1 fetta di pane bianco
0,2 litri di vino bianco secco
0,2 litri di agresta
1 cucchiaio di aceto di vino bianco
zafferano marinato con circa 1 cucchiaio di vino bianco
polvere speziata, ad esempio pepe, cardamomo, zenzero, finocchio e noce moscata.

Il pollo viene lessato in acqua salata per circa 60 minuti. Successivamente viene sfilettato in piccoli pezzi, preferibilmente già staccati dalle ossa. Nel frattempo le cipolle vengono tagliate a fette e rosolate nel grasso di maiale fino a dorarsi. Poi issopo, prezzemolo e salvia vengono pestati con il fegato del pollo e la fetta di pane bianco. Si aggiunge vino, agresta, aceto e un po' del brodo del pollo e si aggiunge il composto di zafferano. Successivamente si mette tutto insieme alla carne di pollo nella pentola di terracotta e si lascia cuocere in forno a 200°C per circa 30 minuti.

Cozze (3.10):

Le cozze vengono sciacquate e poi cotte nel vino per circa 1 ora; il loro brodo viene mescolato con zenzero, pepe e cannella, e vengono mangiate con sale.

Ingredienti per 4 persone:
1,5 kg di cozze fresche (vive con il guscio)
1 litro di vino bianco
1 cucchiaio ciascuno di zenzero, pepe e cannella

Le cozze vengono messe in ammollo in acqua per 1 ora - preferibilmente un po' più a lungo. Poi, il vino bianco viene portato ad ebollizione. Quando il vino bolle, le

cozze vengono cotte al suo interno per circa 10-15 minuti. Le cozze vengono rimosse e poste in una ciotola. Poi, le spezie vengono aggiunte al brodo e il brodo viene fatto bollire brevemente mescolando. Le cozze vengono divise in porzioni, cospargere di sale e servite nel brodo.

Mistembec (4.2):

Il mistembec si prepara nel seguente modo: prendere la quantità di impasto di frumento lievitato desiderata e un po' di amido di mais sciolto in acqua tiepida. Mescolare l'impasto menzionato con l'amido fino a che non diventa simile a una zuppa densa, quindi farlo passare attraverso una ciotola che ha un buco sul fondo e su un lato, facendolo fluire nell'olio bollente o nel grasso, dandogli la forma desiderata. Dopo che si sono induriti durante la frittura e mentre sono ancora caldi, gettarli in uno sciroppo fatto con zucchero o miele, e tirarli immediatamente fuori.
Lo sciroppo si ottiene nel seguente modo: sciogliere lo zucchero in acqua bollente. Quindi chiarirlo con i gusci d'uovo (o gli albumi) che si usano(?).
Alcune persone lo rendono più denso come impasto e lo mescolano sul tavolo con un pezzo di legno rotondo per ottenere forme simili a rose. Poi lo friggono nell'olio.

Ingredienti per 4 persone:
500 g di farina di frumento (tipo 00)
1 cubetto di lievito
0,5 litri di acqua
2 cucchiai di amido di mais
1 kg di lardo o 1 litro di olio vegetale per friggere
per lo sciroppo (una specie di glassa di zucchero):
0,25 kg di zucchero a velo
4-5 cucchiai di acqua
(2 albumi)

Si prepara un impasto lievitato con la farina, 0,25 litri di acqua e il lievito, e si lascia lievitare per circa 2-3 ore. L'amido viene mescolato con l'acqua rimanente e poi mescolato con l'impasto lievitato fino a ottenere una consistenza simile a quella della pastella per crepes. Poi si scalda il lardo o l'olio. Per testare se è abbastanza caldo, si può versare un po' della pastella preparata e vedere se non si scurisce troppo velocemente. Per friggere, è meglio versare la pastella nell'olio caldo usando un mestolo. Non appena le forme risultanti si sono dorate, rimuoverle dal grasso e glassarle con la glassa preparata.
Per lo sciroppo o la glassa, riscaldare l'acqua e sciogliere lo zucchero in essa mescolando. Quando si è raffreddato, è possibile aggiungere l'albume.

Attenzione alle schizzi di olio durante la frittura!

Composta di pere o mele (4.6):

La composta di pere o mele diventa molto gustosa nel seguente modo: le pere vengono cotte in acqua fino a diventare molto morbide. Successivamente vengono sbucciate e snocciolate e poi schiacciate molto finemente in un pestello pulito. Poi si aggiungono i tuorli d'uovo crudi e un po' di zafferano in una pentola. Quando inizia a bollire, si aggiunge lo strutto di maiale, d'oca o di pollo. Dopo averla distribuita nelle ciotole, si cospargono di polvere di spezie, si mette nella pentola (?) e, se si desidera, si aggiunge del burro chiarificato.
Si può fare la stessa cosa con mele, cotogne, zucche, angurie (cetrioli?) e altre frutta.

Ingredienti per 4 persone:
1 kg di pere dolci, ma non troppo mature
6 tuorli d'uovo
2 cucchiai di strutto di maiale o d'oca
Polvere di spezie, come cannella, coriandolo e cardamomo
Zafferano

Le pere vengono cotte in acqua fino a diventare morbide. Poi vengono sbucciate e private dei semi. Successivamente vengono frullate. Una volta raffreddate, si aggiungono i tuorli d'uovo e lo zafferano. Poi si fa bollire il tutto, si distribuisce nelle ciotole e si spolvera con la polvere di spezie.
In questa ricetta manca il miele o lo zucchero. Nella ricetta corrispondente di *De re coquinaria* di Apicio ("patina de piris", Apic. 4.2.35) viene aggiunto miele e vino liquore. Quindi, se la ricetta non è abbastanza dolce, si può sicuramente aggiungere miele o zucchero.

Verdura di cipolle (4.7):

Fai bollire le cipolle, dopo averle ben pulite dalla buccia, in acqua fino a che siano cotte. Successivamente, spezzettale bene con un cucchiaio nella stessa pentola di ferro. Aggiungi poi lo strutto di maiale, il burro fresco, il latte di mandorle o un altro brodo. Se desideri, coloralo con lo zafferano, eccetera.
E ciò che ti ho detto sulle cipolle, puoi farlo anche con le rape giovani.

Ingredienti per 4 persone (come contorno):
6 cipolle di media grandezza
100 g di burro
Zafferano

Rimuovi tutte le bucce più dure delle cipolle e cuocile in acqua salata per circa 45 minuti, finché non diventano morbide, poi scola l'acqua e spezzettale. Successivamente aggiungi burro e zafferano finché le cipolle sono ancora calde e mescola bene il tutto.

Ceci (6.22):

{Ceci:} prendi dei ceci, che sono stati precedentemente ammollati con della liscivia e poi sciacquati, e cuocili con pepe e erbe aromatiche. Quando sono cotti, mettine una parte nel mortaio e pestali per farli diventare densi.

Ingredienti per 4 persone (come contorno):
400 g di ceci
Spezie: pepe, prezzemolo, maggiorana
Salamoia per l'ammollo

Metti i ceci a bagno durante la notte nella salamoia. Successivamente scolali con acqua tiepida e mettili a cuocere con il pepe e le altre spezie per circa 45 minuti a fuoco medio. Quando sono cotti, pesta un terzo per addensare il liquido.

Piatto di limoni (7.12):

{Su "limonia" (piatto di limoni):} Per fare "limonia", si rosolano pollo, pancetta e cipolle. E le mandorle sbucciate vengono macinate, mescolate con il brodo di carne e passate attraverso un setaccio. Ciò deve cuocere con il pollo sopra menzionato e le spezie.
Ma se non ci sono mandorle, il brodo deve essere addensato con tuorli d'uovo.
Quando è il momento di versarlo nelle scodelle, aggiungi il succo di limoni, lime o arance amare.

Ingredienti per 4 persone:
1 pollo (circa 1200 g)
4-5 cipolle grandi
100 g di pancetta
200 g di mandorle
1 l di brodo di carne
Spezie: ad esempio pepe, zenzero, cardamomo e cannella
Succo di 2-3 limoni

Innanzitutto si rosola il pollo con cipolle e pancetta. Nel frattempo si macinano le mandorle il più finemente possibile e si passano attraverso un setaccio insieme al brodo di carne preparato. Si lascia quindi cuocere il pollo in questo brodo. Quando

è cotto, si rimuovono le ossa, si taglia la carne a pezzi piccoli, si rimette nella zuppa e si fa bollire di nuovo. Poi si distribuisce nelle scodelle o nei piatti fondi e si irrorano con il succo di limone.

Uova ripiene (8.12):

{Su uova, prima quelle ripiene:} Per fare uova ripiene, taglia ciascuna a metà quando sono ben sode. Poi rimuovi i tuorli e prendi maggiorana, zafferano e chiodi di garofano e mescola con i tuorli delle uova precedenti e pestale accuratamente, aggiungendo un po' di formaggio. Per otto uova, mescola con un uovo crudo. Dopo aver fatto ciò, riempi i bianchi d'uovo con questo composto, griglia con buona pancetta e servili con Agresta.

Ingredienti per 4 persone:
8 uova
per il ripieno:
1 uovo crudo
20 g di parmigiano grattugiato fresco
Spezie: maggiorana (finemente tritata), zafferano, polvere di chiodi di garofano

Prima di tutto si fanno bollire le uova sode (circa 6 minuti). Poi si tagliano a metà per lungo e si rimuovono delicatamente i tuorli. Si dovrebbe fare attenzione a conservare le metà delle uova insieme. I tuorli delle uova vengono messi nelle spezie in una ciotola. Si aggiunge il parmigiano grattugiato, si aggiunge un uovo crudo e si mescola bene il composto. Si riempiono due metà delle uova con esso e si ricompongono. Poi si mette la pancetta in una padella da griglia, si mette sul barbecue caldo e si aggiungono le uova con un cucchiaio quando la pancetta fusa è sufficientemente calda. Si grigliano per circa 3 minuti non troppo intensamente, fino a quando iniziano a diventare dorati. Durante la cottura, si devono girare spesso, ma fare attenzione a non farle rompere.

Glossario

In questo glossario sono state inserite tutte le parole che appartengono al vocabo-lario della cucina nel senso più ampio. Le indicazioni sono state fatte secondo la numerazione continua dei capitoli, in cui il Tractatus e il Liber de Coquina sono stati combinati in un'unica unità, ovvero il Tractatus copre i capitoli 1-5, mentre il Liber de Coquina copre i capitoli 6-10.

abcisus s. *abscindere* (**2**.12)

abicere gettare via (**2**.1; **5**.7; **6**.20)

ablatus scomparso, rimosso (**1**.5)

abluere sciacquare (**6**.21,22,36)

abradere grattugiare (**4**.12)

abscindere tagliare (**7**.46)

accia n.pl. sedano (fr. *ache*) (**10**.12)

accipere prendere (si prenda...) (passim)

acer piccante, acido (**5**; **7**; **9** passim)

acetosus con aceto (**5**.13)

acetum aceto (passim)

acus, -us f. ago (**7**.22; **7**.48)

addere aggiungere (**5-10** passim)

adherere attaccarsi (**4**.4)

adiungere aggiungere (**6**.34; **8**.12; **10**.3)

administrare servire (**2-5** passim)

adurere bruciare (**Intro Tr**; **1**.20; **7**.68)

aer aria (**7**.29)

ager =acer (**7**.8)

agitare mescolare, battere (**1**.9; **4**.2; **5**.8,9; **7**.14)

agnellus agnellino appena nato (**2** passim)

agnus agnello (**7**.27,40)

agresta *Agraz*, Agresta, una specie di salsa fatta con uve / mele immature (ricetta vedi *Buoch von guoter spise*), simile al *verjus* francese (**2**; **3**; **5**; **7**; **9** passim)

ala ala (**2**.1,8; **7**.20,22)

albedo, -inis f. albedo, la parte bianca (**6**.1,2; **8**.12; **10**.12)

albumen, -inis n. albume (**1**; **2**; **6**; **8** passim)

albus bianco (passim)

aleata =alliata (**3**.5,7)

aleum =allium (**5**.10)

Alexandrinus Alessandrino (**1**.15; **8**.3)

aliquantulum un po' (passim)

alium =allium (**4**.3; **8**.10)

alleare =alligare? (**5**.12)

alleata =alliata (**2**.8; **7**.16,67)

allec, -ctis n. probabilmente alici (da cui si produceva l'allec, una salsa di pesce) (**5**.19; **9** passim)

alleum =allium (**1**.5; **3**.7; **7**.7,16,39,67,69,70,71)

alliata salsa all'aglio, piatto all'aglio (**7**.16)

alli<g>are alligare (una salsa) (**5**.12)

allium aglio (**2**.8)

amaritudo amaritudine (**3**.9)

amidum amido (**4**.2)

amigdala mandorla (passim)

ammeus ammeo? (Ammei visnaga?) (**1**.15)

amomum amomo, Amomum racemo-sum o verum? (**1**.15)

amplus — ampio (**7**.51)

ana — ciascuno (**1** passim)

anas, anatis f. — anatra (**7**.37)

anetum — aneto (**6**.12,13,15; **9**.10)

Anglia — Inghilterra (**6**.8)

anguilla — anguilla (**3**.3; **5**.15)

animal — animale (**7**.28,43,45; **10**.9)

anisum — anice (**5**.12; **10**.11)

anser, -eris m. — oca (**2**; **4**; **7** passim)

anxium — una sorta di pasta (?) (**8**.3)

aper — cinghiale (**7**.44)

aperire — aprire (**7**.22,29)

apium — sedano (**5**.15)

appetitus, -us m. — appetito (**2**.11; **4**.0)

applicare — applicare (usare come aiuto) (**2**.1)

apponere — aggiungere (passim)

appositio — aggiunta (**5**.12)

Apulus — Pugliese (?) (**8**.3)

aqua — acqua (passim)

aqua fontis — acqua di fonte (**Intro** Tr)

aqua rosacea — acqua di rose (**7**.24; **9**.5,6,7,8,15,25)

aqua roseata — acqua di rose (**7**.28)

aquaticus — acquatico (**2**.8)

arbor, -ris f. — albero (**7**.29; **10**.11)

arena — sabbia (**1**.9)

aries — montone (**2**.15)

arietinus — di montone (**2**.0; **2**.15)

armus — coscia (**2**.15)

aromaticus — aromatico (**1**.15)

arpa — un piatto con pollo, arpa (?) (**4**.4)

asper — ruvido (**2**.8)

aspergere — cospargere (**2**; **4**; **6** passim)

aspersio, -onis f. — spargimento (**2**.10)

assaporare — assaporare (**10**.6; **7**.13,48,66)

assare — grigliare (**2**; **3**; **4**; **5**; **7**; **9** passim)

assatio, -onis f. — grigliata (**4**.12)

assatura — grigliata (**2**.14; **7**.65)

asser, -ris m. — asse (**5**.3)

assungia — strutto (?) (**8**.3)

atriplex, -icis n. — valerianella o lattughella (?) (**6**.11)

auca — uccello, anatra (italiano oca), uccelli di grossa taglia (ad es. oca, gru, fagiano e pernice) (**2**.9,10)

aurata — orata (**9**.9)

auricula — orecchio, orecchietto (di maiale) (**2**.17; **9**.14)

aurum — oro (come ingrediente!) (**7**.31)

avellana — nocciola (**9**.10,16; **10**.5)

avena — avena (**2**.0; **4**.1,9; **6**.8,9)

avicula — uccellino (**7**.29,30)

avis — uccello (**2**.8; **7** passim)

bacha — bacca (**1**.1)

baco, -onis m. — prosciutto ("bacon") (**2**.1,2,6; **5**.7)

baculum — stecco (**2**.1,8; **4**.12)

balneare — bagnare, inzuppare (**2**.8; **7**.43,52; **10**.6)

barc[h]a — barca (**9**.8)

barillus — barile, recipiente (francese *baril*) (**10**.13)

basilicum — basilico (**7**.65)

batuere — battere (ad es. uova), pestare (**6-10** passim)

batuta/-um — battuto (piatto a base di pesto) (ricette in 10.1-4) (**10**.1,2,3)

betonica — gamandro (?) (Teucrium betonicum) (?) (**1**.15)

bibere — bere (**Intro** Tr; **9**.21)

blanc mangier — "blancmanger" = "piatto bianco" (**4**.1; **7**.17)

bonitas, -atis f. — bontà, buona qualità (**1**.0)

bovinus — bovino, di manzo (**2** passim)

brassa — brace, cenere (**7**.55)

breynus branzino (specie di pesce) (**3**.8)

Bria Brie (caseus de Bria) (**6**.28)

broculus forchetta della griglia (**2**.8,17)

brodium brodo, salsa (passim)

brodium martinum brodo di Martino (ricetta in **7**.5)

brucus erica (brezzo) (celtico *brucus*, francese *bruyère*) (**1**.15)

brustinga piatto con budella di maiale e uova (**7**.62)

bucella pezzo, boccone (**2**.9; **4**.12)

budella budella (**7**.50,51,53,59; **10**.6)

budellum pezzo di budello (**7**.51,52,58)

bullire bollire (in acqua), portare ad ebollizione (passim)

bullitio, -onis f. ebollizione (**6**.37)

buthatus che sa di botte, andato a male, rovinato (**1**.8)

butirum burro (**2**.1,4; **4**.6,7; **5**.1,2,7,9,16,20,21)

calama[c]<r>us calamari (**9**.14,16)

calamentum menta di montagna (Calamintha) (**1**.1)

calcatum pasticcio (?) (**7**.59)

caldaria caldaia (**6**.2; **7**.21.1)

calefacere riscaldare (**10**.8)

calidus caldo (passim)

calomus aromaticus radice di calamo aromatico, calamo aromatico, radice di calamus aromaticus verus (**1**.15)

cambiare cambiare (**7**.31)

camelinus vedi *salsa camelina*; di colore cammello (?, vedi **7**.31) (**2**; **3**; **5** passim; **7**.70)

caminus camino (**2**.18)

Campania Campania (**6**.17.3,19)

campus campo (**10**.11)

cancer, -cri m. granchio (**3**.11)

canella cannella (**2**; **4**; **5**; **7**; **10** passim)

canis marinus squalo, pescecane (**3**.5)

canities, -ei f. annebbiamento (**1**.5)

capari n. (indecl.) capperi (**10**.12)

capere raccogliere, prendere (**2**.8)

capitulum capitolo (**10**.10)

capo, -onis m. cappone (pollo castrato) (**2**.0; **6**.30; **7**.1,6,8,16,25,28,66; **10**.7)

caprinus di capra (**7**.17,68; **9**.21)

capriolus capretto; capriolo (?) (**2**.0,11; **7**.28,45)

caput, -itis n. testa, capo (**1**.5; **2**.9,11,12,17; **5**.19; **7**.27; **9**.5,8,11; **10**.5)

carbo carbone (**7**.52)

cardamomum cardamomo (**2**.11; **7**.41,71; **10**.14)

caro, carnis f. carne, carni (passim)

carota carota (**10**.11; **10**.12)

carpinare sminuzzare (?) (**4**.4)

carpobalsamum frutto del balsamo (**1**.15)

carvum cumino = Carum carvum (**1**.15; **9**.24)

caseus formaggio (passim)

casiopha torta di formaggio (**5**.14)

castanea castagna (**6**.21,22)

castratina carne di castrato (**7**.39,42,47,69)

castro castrato (**7**.48)

castrum castello (come forma di pasticcio) (**10**.5)

cauda coda (**9**.8)

caulis cavolo (**Intro** LC; **5**.5,15; **6**.1-6; **10**.12)

causa cosa (**1**.19)

cavere fare attenzione (**6**.19; **7**.11,17,29; **10**.4,13)

celsus gelso (**1**.16; **10**.11)

cenapi =sinapi (**10**.14)

cepa	cipolla (passim)
cepula	cipollotto (**2**.11,13; **5**.21)
cervellatum	salsiccia zervellata (**10**.6)
cervinus	di cervo (**2**.0,16; **7**.68)
cervisia	birra (**Intro** Tr; **1**.5; **2**.11; **4**.10; **5**.20)
cervus	cervo (**7**.45)
cherasum	ciliegia (**1**.15)
choclear	=coclear (**2**.1)
cibaria	cibo (**Intro** Tr; **1**.0; **2**.0; **7**.31)
cibus	cibo (passim)
cicer	ceci (*Cicer Arietinum* L.) (**2**.0; **6**; **8** passim)
cidra	sidro (**Intro** Tr ; **1**.20)
cignus	cigno (**2**.9; **7**.37)
cimula	punta (di cavolo, forse una varietà di cavolfiore) (**10**.12; **6**.2)
cinamomum	cannella (passim)
cindere	tagliare (**2**.9; **9**.10)
cinis, -eris m.	cenere (**1**.1,9)
ciphus	calice (latino classico: "scyphus") (**1**.1)
cipola	= cepula (**6**; **7**; **9** passim)
ciprius	di rame (**5**.3)
circulus	cerchio (**9**.5)
circumdere	mettere intorno (**5**.2)
circumponere	mettere attorno (**4**.4)
cissorium	piatto da taglio, piatto da portata, teglia (**6**.28; **7**.7,18,25,26; **8**.10; **9**.2; **10**.4,8)
cisus	tagliato (**10**.6)
cito	velocemente (**2**.10; **10**.7; **9**.9)
citrangulum	arancia amara (**7**; **9** passim)
citrulus	cetriolo, una varietà di zucca o anguria (?) (**1**.15)
civerium	ragù (come piatto, ad esempio ragù di lepre) (**7**.46)
claretum	"Claretum", un particolare tipo di vino aromatizzato (le ricette si trovano in **1**.14/17/18) (**1**.14,17,18)
clarificare	chiarificare (**1**.3,9,13; **4**.2)
clarus	chiaro (acqua), trasparente (**1**.1,2; **4**.1; **5**.7,9)
claudere	chiudere (**7**.23; **9**.8)
clavicula	chiave (**Intro** Tr)
clima, -atis n.	clima, regione (**Intro** Tr)
coclear	cucchiaio (**4**; **5**; **6**; **7**; **8**; **10** passim)
coctanum	mela cotogna (**4**.6)
coctus	cotto (**6-10** passim)
colare	colare (**1**.1,9; **6**; **7**; **9**; **10** passim)
colatura	colatura (**6**.28; **7**.11; **9**.1)
colericus	collerico (**Intro** Tr ; **1**.20)
collare	=colare (**1**.16; **5**.7; **6**.35; **7**.14,57; **8**.9; **9**.1,24)
colligere	raccogliere (grasso che cola) (**2**.13)
collum	collo (**2**.9; **7**.22)
color	colore, spezie che danno colore (**1**.1; **7**.31,68; **8**.7; **10**.3)
colorare	colorare (con spezie), condire (**4**.7; **6**.30,43; **7** passim; **8**.2; **9**.5,16; **10**.5,9)
columba	colomba (**2**.10; **7**.34; **10**.9)
comburere	bruciare (**2**.2,7,10; **4**.1,4; **5**.12; **7**.68)
comedere	mangiare (passim)
comestia	piatto (**7**.17)
comestibilis	commestibile (**5**.0)
comestio	pasto (**6**.2,19)
commiscere	mescolare (**1**.13,16; **7**.50,60,61; **10**.6)
commixtio	miscela di spezie (**7**.22)
communis	vedi *sal commune* (**1**.3; **1**.8)

competenter   abbondantemente, accuratamente (**2**.1; **6**.12; **7**.11,18,20; **8**.4; **9**.2)

complexio   condizione, circostanza (**Intro** Tr; **1**.0; **2**.0)

componere   preparare, mettere insieme (**1**.14; **7**.29; **9**.25; **10**.1,7,9,10,11)

compositum   composta (**5**.15; **10**.11,12)

comprimere   comprimere (**9**.10,23)

conatum   brodo per pollame (ricetta in **7**.30)

concassare   =conquassare (**2**.6,11)

concavatus   =concavus (**8**.11)

concavitas   concavità, fondo (di una ciotola) (**10**.7)

concavus   concavo (**6**.28; **9**.2; **10**.7)

concussus (concutere) pestato, tritato, sbattuto (uova) (**1**.10; **5**.13,21)

condimentum condimento (**1-5** passim)

condire   condire (**Intro** Tr; **2**.0; **5**.2,12)

confectio   preparazione (**1**.18; **5**.12,15)

conficere   preparare (**Intro** Tr; **1**.13,15; **2**.0; **5**.3,12; **6**.12,23; **10**.13)

confirmare   rafforzare (**Intro** Tr)

confortare   rinforzare (**Intro** Tr; **2**.11; **4**.0)

confrigere   friggere (**7**.4)

confringere   tritare, spezzettare (**2**.6,18; **4**.7; **5**.4,5,9,13)

conglutinare   gelatinizzare, solidificare (**6**.29; **9**.1)

coniungere   unire (**9**.11)

conquassare   sbattere (tuorlo d'uovo) (**4**.3,8,10)

conservare   conservare (**1**.0; **9**.1; **10**.13)

conservatio   conservazione (**1**.0)

consuere   cucire insieme (**2**.2)

consumere   consumare (**2**.11)

consumptio   consumo (**10**.11)

conterere   macinare (**5**.12)

contrahere   trascorrere (**Intro** Tr)

contundere   pestare, triturare (**1**.20; **2**.7; **4**.1,5)

convenire   adattarsi (**Intro** Tr; **2**.0; **7**.25)

cooperire   coprire (**2**.1,6,8,13; **6**.36,37; **7**.29,42; **10**.4,6,7,10)

coopertorium   coperchio (**9**.5)

copum   cesto, scodella, terrina, una sorta di pasticcio (vedi **4**.5) (**7**.23,24,28,29; **8**.4; **9**.5)

coquere   cucinare (passim)

coquina   cucina, arte culinaria (**Intro** Tr; **Intro** LC; **6**.0)

cor, cordis n.   cuore (**2**.18)

corata   frattaglie, coratella (**7**.60)

coratella   =corata (italiano: *coratella*) (**7**.60)

corda   corda (**2**.9)

coriandrum   coriandolo (**9**.24)

corium   guscio, buccia (**7**.20,21,22,70; **9**.11)

cornu   corno (**9**.8)

corpus   corpo (**Intro** Tr)

corroborare   rafforzare (**Intro** Tr; **1**.0)

corrumpere   corrompere (**1**.0,1,6,11)

corruptibilis   corruttibile (**2**.12)

cortex   corteccia, buccia (**1**.1,7; **4**.7; **5**.9; **6**.22,29)

costa   costa, costola (**2**.13,14; **7**.51)

costum   crepe di zenzero (*Cheilocostus speciosus* L.) (**1**.15)

cottanum   =coctanum (**10**.11)

coxa   coscia (*cuisse* in francese) (**2**.8; **7**.22)

crastatina   = castratina? o castagnaccio?, l'italiano crastata = castagna arrostita – Crastatone, una festa della castagna si tiene annualmente a Piancastagnaio (**6**.17.2)

craticula — graticola da cucina, griglia (**2**.9,17; **7**.42,48,58; **9**.7)

cremari — bruciare (**8**.13)

crenella — feritoia (da sparatoria) (francese *crénelé*) (**10**.5)

crepari — scoppiare, spaccare (**5**.7; **6**.28; **7**.20)

crescere — crescere, svilupparsi (**8**.5)

crispa — crespelle, frittelle (**8**.5)

crispatus — omelette (ova crispata) (**8**.17)

crispella/-us — crespelle, una pasta dolce (**8**.6,17; **10**.7)

croceus — giallo zafferano (**4**.1)

crocus — zafferano, (zafferano) crocus (passim)

croseti — tipo di pasta, probabilmente simile alle conchiglie (**8**.11)

crudus — crudo (passim)

crus, cruris f. — gamba (**2**.12)

crusta — crosta, crosta di pane (**2**.1; **7**.61,62,70; **10**.4,7)

cubebe — pepe cubebe, un sostituto del pepe (**1**.17; **2**.11; **5**.11)

cucumis, -eris m. — cetriolo (francese concombre) o anguria o cocomero? (**1**.15; **4**.6; **5**.21)

cucurbita — zucca (**1**.15; **4**.6; **5**.21)

cultellus — (piccolo) coltello (**2**; **4**; **6**; **7**; **9**; **10** passim)

culter — coltello (**2**.6,18; **5**.4)

cuminum — cumino (passim)

cuncalcare — calpestare, pestare (=concalcare) (**1**.11)

cuniculus — coniglio (**2**.0,11; **7**.46)

cutis — pelle (**2**.2; **9**.11)

cynamomum — = cinamomum (**2**.2,11; **3**.1,10)

dactilus — dattero (**7**.8,19; **9**.3, **10**.5,6)

dare — servire (passim)

daucus — carota selvatica (*Daucus carota* L.) (**1**.15)

dealbari — diventare bianco (**2**.11,13)

debatutus — sbattuto (uovo), tritato (**6**.5,23,26,32,38; **7**.58; **10**.7)

decapitatus — decapitato (**9**.13)

decoctio — bollitura, cottura (passim)

decoctus — bollito, cotto (passim)

decoquere — bollire, cuocere (passim)

defectus — assenza, mancanza (**7**.24,29)

deficere — mancare (**7**.65)

defilare — strappare (**7**.17)

defoliatus — defogliato (senza crosta/guscio) (**10**.8)

deicere — =eicere (**6**.26)

delectabilis — delizioso, squisito (**2**.11; **4**.5; **5**.2)

delicatus — delicious, exquisite (**Intro** Tr; **2**; **4**; **6**)

demembrare — smembrare, tagliare le estremità (**7**.23; **10**.6)

denarius — denaro: come misura di peso circa 1,3-1,6g (**1**.12)

depilare — pelare, strappare, depilare (**5**.16; **6**.21; **7**.27; **9**.19; **10**.6)

depingere — registrare (**Intro** Tr)

depistare — schiacciare (**6**.27)

deplumare — spennare (**2**.1; **7**.20,22,23,30)

deponere — rimuovere, togliere dal fuoco (**1**.9,20; **2**.8,9; **3**.5; **5**.9; **6**.36; **7**.40; **9**.2)

deportare — servire (**10**.4)

depulpare a spinis — spinare, togliere le spine (dal pesce) (**9**.23)

depurare — pulire, sciacquare (**5**.8; **6**.25; **10**.5)

dequoquere — =decoquere (passim)

derozyr — sbiancare, schiarire (come nel francese medievale *desroussir*?) (**1**.10)

descendere — scendere, defluire (**4**.2)

desiccare — essiccato (**1**.13)

despumare	schiumare (**1**.1,19)
detrahere	rimuovere (**7**.20)
detruncare	rimuovere le estremità (testa, coda e pinne nei pesci), possibilmente anche disossare(?); tagliare via le estremità, pelare (**2**.9; **6**.23,27; **9**.4; **10**.10)
digerere	digerire (**1**.0)
digestio	digestione (**1**.0; **7**.67)
dilaniare	strappare a pezzi (**4**.4)
dimitere	=dimittere (**Intro** Tr; **6**.29; **7**.51; **9**.1; **10**.12)
dimittere	leave, put away (**1**.13; **6**.5)
discooperire	scoprire (**10**.6)
discus	scodella, piatto fondo (**2**.8)
dissolutio ventris	digestione (**6**.16)
dissolvere	sciogliere (**4**.2)
distemperare	mescolare, girare (passim)
distillare	gocciolare (verso il basso) (**2**.8,13; **7**.37,40)
dividere	dividere, separare (**2**; **3**; **4**; **7**; **8**; **9**; **10** passim)
divisim	separatamente, a pezzi (**8**.7)
dolium	botte (**1**.13)
domesticus	domestico (**7**.0)
dorsum	dorso (**2** passim; **9**.11)
ductus	mescolato delicatamente (**6**.37)
dulcis	dolce (passim)
dulcorare	dolcificare (**2**.7; **3**.9)
durus	duro (passim)
edera	edera (**1**.15)
edere	mangiare, pranzare (**2**.8,12)
edulus	commestibile (**7** passim)
edulus	capretto (capra giovane) (**7**.27)
eicere	versare fuori/via, scolare (**6**.23,28,33,36,42; **7**.60)
electuarium	elettuario, un tipo di marmellata o pasta (**Intro** Tr)
electus	scelto, selezionato (passim)
elevare	sollevare, alzare (**2**.12)
elixare	bollire (in acqua) (passim)
elixus	bollito (in acqua) (passim)
emendare	correggere, emendare (**1**.6,8,11)
epar	fegato (parola greca) (**2**.18; **7**.64)
epitimus	cumino? (=epithymus) (**1**.15)
ereus	fatto di bronzo (**4**.7; **5**.3,7)
eruca	rucola (**5**.12)
esculium	mela da mangiare (?) (**1**.20)
esculus	commestibile (**Intro** Tr)
eventrare	sventrare, estrarre le viscere (**9**.8)
excoriare	pelare, spellare (**2**.1; **3**.3; **4**.1; **5**.8; **7**.2; **10**.6)
excorticare	pelare, spellare (**2**.8; **4**.6; **7**.21.1)
exiliatus	vedi *ovum exiliatum* (**8**.16)
exire	uscire, defluire (**9**.10)
exomagara	sgombro (=oxygar) (?) (**3**.4)
exponere fumo	affumicare (**2**.18)
exprimere	spremere, pressare (**1**.11,20; **2**.7; **5**.3,19; **6**.11)
exscorticare	pelare, spellare (**6**.9; **9**.9)
extendere	stendere (**7**.42)
extorquere	strizzare (**5**.4)
extrahere	estrarre, scolare via (**1**.4,6; **6-10** passim)
extransverso	trasversalmente (**2**.12; **4**.1)
extremitas	estremità, arto (s. 2.17) (**2**.9,17; **5**.15)
extremus	pars extrema=extremitas (**4**.5)
faba	fava (*Vicia faba* L.) (**2**.0; **5**; **6** passim)
farina	farina (passim)
fasianus	fagiano (**2**.0,10; **7**.28,33; **9**.15)

fasseolus fagiolo (*Vigna unguiculata* L.) (**6**.40,41)

fel nigrum ghiandola dell'inchiostro nero del calamaro (**9**.16)

fenestra tipo di setaccio/griglia in una pentola di rame (**5**.7)

feniculum finocchio (**1**.15; **7**.51; **6**; **10** passim)

ferculum piatto, pasto, ingrediente (**Intro** Tr ; **10**.6,13)

fermentum lievito (**8**.5,10)

ferreus fatto di ferro (**2**.8; **7**.42)

ferrum infrixorium padella di ferro per arrostire/friggere (**4**.3)

fervens caldo (**9**.23)

fervidus caldo (**4**.2,11; **5**.9)

festigia piatto festivo (**7**.15)

fex lievito (**1**.1,2,9,12)

ficatellum fegato (**7** passim)

ficus fico (**2**.0; **10**.1,2,4,5)

figere infilzare (su uno spiedo) (**2**.1)

filatus triturato (**7**.17)

filum filo (**1**.5; **7**.22; **8**.13)

findere (per medium) tagliare (in due metà) (**8**.12)

fingere infilzare (**4**.12)

firmare fissare (**2**.8)

fistula piccolo tubo (**7**.22)

flematicus flemmatico, mucoso (**Intro** Tr)

flevaticus =flematicus (**2**.12)

flevaticus =flematicus (**1**.20)

flos fiore (**Intro** Tr; **6**.31,32; **8**.7)

folium foglia, foglia di spezia, alloro o spikenard (?) (**1**.1,14,15,17,18; **2**.4; **6**.12,13,16; **7**.29; **9**.1; **10**.11)

fons vedi *aqua fontis* (**Intro** Tr)

foramen buco (**4**.2; **7**.22,28,29,48; **9**.5,8)

forcres (francese) piatto con pane bianco, latte di mandorle e uova (= francese *fouace*, italiano *focaccia*?) (**4**.3)

forma stampo; formaggio (italiano: *formaggio* o *forma*, 7.25) (**7**.23,25,28,29; **9**.8; **10**.6,7,9)

formare formare (**8**.11)

formula piccolo stampo (**4**.2)

fornarius panettiere (**7**.31)

fortificare rafforzare (**7**.45)

fortis forte, acido (aceto) (**7**.41,44,46; **10**.6,7,12)

fractura crepa (**10**.6)

Francia Francia (**6**.9)

frangere spezzare, schiacciare (**1**.6; **6**-**10** passim)

frasum fragola (francese *fraise*) (**10**.11)

fricare =frigere (?) (**2**.9; **4**.1)

fricare strofinare, spalmare, macinare (**1**.13; **2**.8; **9**.5,7)

frigere friggere, arrostire (passim)

frigidus freddo (passim)

frissare =frixare (**2**.13,18; **7**.38,56; **8**.16,17,18; **9**.10)

frissorium padella per friggere (**9**.23)

frissura cibo fritto (**2**.18)

frissus vedi *frigere* (passim)

fristellus/-um pasta fritta con fiori di sambuco o altri fiori (cf. italiano *frittella*) (**8**.7,8)

frixare friggere, arrostire (**2**.4,11,13,18; **3**.1,3,7,8,9; **5**.9)

frixus vedi *frigere* (**5**.8; **7**.21.2)

frons, -ndis f. foglie, fogliame (**6**.1)

fructus frutta (**Intro** Tr; **1**.20; **3**.0; **4**.6; **5**.21)

frumentum cereale (**1**.8)

frustratim a pezzi (**2**; **4**; **7**; **9** passim)

frustratus tagliato a pezzi (**7**.46)

frustrum pezzo (**2**.6,13; **7**.29,40,51; **9**.1,4)

fulfugo, -inis f. tipo di marinata (fatta di vino e semi di finocchio) (**7**.51)

fumus fumo (**2**; **4**; **6**; **7**; **10** passim)

fundere versare (**2**.2,8,9,15; **4**.1)

fundus fondo (di una ciotola) (**4**.2; **10**.7)

fungus fungo (**6**.42,43)

furfur, is m. crusca (**7**.29)

furnus forno (**1**; **3**; **5**; **8**; **10** passim)

fusticella/-us tipo di corteccia aromatica, liquirizia o legno di sandalo (**7**.4,71)

galanga galanga (*Alpinia galanga*) (**1** passim; **2**.11; **7**.4)

galantina gelatina (**3**.2,8; **7**.41; **9**.1)

galdafra brodo speciale (ricetta in 7.57) (**7**.57; **10**.10)

gallicanus gallico, francese (**6**.28; **7**.7)

gallicus gallico, francese (**2**.17; **5**.4; **6**.28; **7**.16,17)

gallina pollo (**4**.6; **6**.9,16; **7** passim; **10**.10)

gamarus aragosta (anche *gambero, omaro*) (**9**.20,21,22)

ganta tipo di "tortellus" (**8**.9)

gardamomum =cardamomum (**7**.4)

gariofilum chiodo di garofano (passim)

gastellum "Gastell", un tipo di pane o farina per esso (**4**.3; **5**.4)

gemma vedi *sal gemme* (**1**.15)

gentiana genziana (**1**.15)

glans ghianda (**6**.12)

glarea ovorum gusci d'uovo (**4**.2)

globus gnocco, pallina (**2**.6)

gracilis sottile (**2**.18; **7**.54)

granatum (pomum/malum) melograno (**2**.0; **7**.14,32; **Intro** Tr)

granellum grano (**4**.1)

granum grano (**1**.1; **2**.11; **4**.9; **5**.6,11,12; **7**.18,69)

granum parasidi grani del paradiso (correttamente granum paradisi) (**2**.11; **5**.11)

gratatus =grattatus (**7**.22,27)

gratonea dish (Rezept in 8.1,2) (**8**.1,2)

gratonesa un piatto (ricetta in 7.13) (**7**.13)

grattatus grattato (es. formaggio) (**6**; **7**; **8**; **10** passim)

gravatus addensato (?) (**7**.1)

Grecus greco (**7**.8; **9**.3,12; **10**.4)

grillus scampo, un tipo di gamberetto o forse grillo (?) (**9**.19)

grossus grasso, grande (**2**; **5**; **7**; **9** passim)

grua =grus (**7**.26,35,36,37)

gruellus "Gruell", un tipo di pane o farina per esso (**2**.0; **5**.4)

grus gru (**2**.9,10; **7**.26)

gummi resina gommosa dall'albero di gomma (**1**.15)

gustari assaggiare, assaggio (**5**.2)

hagare tagliare (**2**.2,18; **5**.3)

herba erba (spezia) (di solito fresca) (passim)

hermodatilus ="hermodactylus", *Iris tuberosa*, anche conosciuto come bellavedova, bocca di lupo (**1**.15)

Hispanicus spagnolo (**8**.2)

humor liquido (**1**.20)

hursus orso (=ursus) (**7**.45)

hyspanicus =Hispanicus (**8**.2)

ianuensis vedi *tria ianuensis* (**7**.66)

iecur fegato (**2**; **7** passim)

ieiunium periodo di digiuno (**6**.10,13,21; **10**.5)

ignis fuoco (passim)

implere riempire (passim)

impletura ripieno (**7**.48; **9**.11; **10**.3,9)

imponere aggiungere, mettere dentro (**1**; **2**; **3**; **4**; **5** passim)

inassare abbrustolire (**7**.20)

incendere accendere (**2**.1)

incidere tagliare (in pezzi piccoli) (passim)

includere includere, racchiudere (**7**.28)

incorporare incorporare, mescolare (**1**.11,3; **4**.3; **5**.14)

incrassare ingrassare, rendere grasso (**2**.1,8,10)

indigere avere bisogno (**2**.2,9,10,12)

indulgia tipo di salsiccia con intere costole (**7**.51)

indurari indurire, solidificare (**1**.1; **4**.2,4,11; **5**.2)

infectus marinato (zafferano)? (**1**.1; **2**.4; **5**.1,14)

inflare soffiare (tra pelle e carne di un pollo per allentare la pelle) (**2**.2)

inflari gonfiarsi, ingrossarsi (**2**.11; **4**.1; **5**.9; **7**.22)

informare dare forma (**2**.6)

infrigere raffreddare (**7**.18)

infrigidare raffreddare, mettere in frigorifero (passim)

infrixorius vedi *ferrum infrixorium* (**4**.3)

infundere versare dentro (**2**.4,6)

ingrossare gonfiarsi, espandersi (**2**.1,8; **4**.9; **5**.9)

inscindere tagliare in piccoli pezzi (**10**.6)

insipidus insipido (**2**.15)

inspissare addensare, rendere denso (**2**.7; **4**.2; **5**.11,16; **9**.4,24; **10**.4)

instestinum intestino (**2**; **7**; **9**; **10** passim)

instrumentum strumento, utensile da cucina (**7**.25; **10**.7)

integer intero, in un pezzo (passim)

interficere uccidere (**7**.22)

interiora interiora, nocciolo (di mele e pere), tuorlo d'uovo (**2**.18; **4**.6,11; **9**.19,24)

interius all'interno (**2**.2,4; **9**.11)

interponere aggiungere, interporre (**10**.11; **3**.9)

intinguere inumidire, intingere (**7**.60)

intrare entrare (**7**.22)

intrictus rotolato, ricoperto di (**4**.1)

intromittere inserire (**7**.22)

inungere ungere, oliare (**10**.5,6)

inveteratus invecchiato, vecchio (**5**.7)

involvere avvolgere, coprire (**4**.4; **7**.25,54,60)

ioculator menestrello, intrattenitore (**10**.7)

iocundus gioioso, allegro (**1**.0)

iuniparium ginepro (**1**.15)

ius salsa (**2**.13; **4**.5; **5**.3,7,18; **9**.22)

lac amigdalarum latte di mandorle (passim)

lac nucum latte di noci (**3**.7; **4**.1)

lac, lactis n. latte (passim)

lagana sfoglia di pasta, lasagna (**10**.5,7)

lampreda lampreda (alcune specie vivono in acqua dolce, altre in acqua salata) (**9**.5,7)

landolia tipo di salsiccia fatta con lombo di maiale, lingua e carne macinata con origano (ricetta in 7.53) (**7**.53)

lang(u)orista piatto fatto con polmoni di maiale (ricetta in 7.50) (**7**.50)

langusta gambero, aragosta (Palinurus elephas) (**9**.22)

lanietus un piatto di uova (ricetta in 7.40) (**7**.40)

lapis pietra (**10**.12)

lapis luni pietra lunare (?) (**1**.15)

larcellus =lardellus (?) (**7**.23)

lardare	strofinare con il lardo (**2**.1,11,15; **7**.16,28,43; **9**.15)
lardatio	atto di strofinare con il lardo (**2**.9)
lardellus	piccolo pezzo di lardo (**6**.25,33)
lardo, -onis m.	=lardus (**7**.26)
lardus	pancetta (invece di lardo) (passim)
largus	grande, voluminoso (pentola) (**7**.26)
lasana	=lagana (**8**.10,11; **10**.3,9)
lasania	=lagana (**10**.3)
laurus	foglia di alloro (**1**.1; **7**.41; **9**.1)
lavare	lavare (passim)
lectus	"letto", strato (**8**.10; **10**.7)
legumen, -inis n.	legume (**3**.0; **5**.0; **6**.21; **Intro** Tr)
lenticula	lenticchia (**6**.38,39)
lentus	piccolo (fuoco) (**8**.9)
lepus, -oris m.	lepre (**2**.0,11; **7**.46)
lesca	fetta (di pane) (**7**.7,26; **9**.16)
leucophus	*Leonurus cardiaca* (?) (**1**.15)
levasticum	levistico (**1**.15)
levatus	fermentato (impasto) (**5**.13)
lexivium	soda caustica (**6**.21,22)
libra	libbra (**1**.10,13; **7**.11; **10**.7)
ligare	legare (**1**; **2**; **7**; **8** passim)
ligneus	di legno, legnoso (**1**.13; **8**.10)
lignum	legno (**4**.2)
liguare	=ligare (**2**.9)
limia	lime, limetta (**7**.12)
limo, -onis m.	limone (**7**.12,28; **9**.6,8,13)
limoncellum	piccolo limone, lime, limetta (**7**.25; **9**.7,15)
limonia	"Limonia", piatto al limone: pollo arrosto con mandorle e succo di limone (**7**.12)
limphatus	bianco, giallastro (?) (**Intro** Tr)
lineus	di lino (**9**.23)
lingua	lingua (**7**.53)
linire	spalmare (**2**.11)
lixare	bollire (in acqua) (**6**; **7**; **8**; **10** passim)
lixus	bollito (in acqua) (**10**.9)
lomia	lime, limetta (**7**.28,32)
lotus	lavato (**1**.5; **2**.11,18; **6**.11; **9**.7,24; **10**.6)
luceus	=lucius (**5**.15)
lucius	luccio (**3**.8)
Lumbardicus	lombardo, della Lombardia (**2**.4; **10**.11)
Lumbardus	lombardo, della Lombardia (**10**.12)
lumbellus	lombo (**6**.12; **7**.53)
lumia	=lomia (**7**.65)
lutium	*Reseda luteola*, erba robbia (?) (**2**.0)
macer	magro (**2**.2,6,18; **7**.55)
macilentus	magro (cf. *macilento*) (**7**.7,67,68)
macis	mace, rivestimento esterno della noce moscata (**1**.15,17; **2**.11)
macrophyllum	gladiolo (?) (**1**.15)
madefactus	inzuppato (**5**.12; **7**.7,44; **9**.2)
maiorana	maggiorana (**6**-**9** passim)
malaxatus	morbido (?) (**5**.13)
malum granatum	melograno (**7**.32)
mammonia	pasto arabo con carne di pecora/capo castrato e riso (ricetta in 7.47) (**7**.47)
manus (plena)	pugno, la mano come unità di misura (**1**; **5**; **9** passim)
manutergium	asciugamano (**2**.1,8)
Marchia trivisina	*Marca trevigiana*, l'area intorno a Treviso nel nord Italia (**6**.41)
marcus	vinaccia (**1**.11,20)

marinus marino (**3**.5; **6**.12; **7**.4,6; **9**.11)

martoriolum =mortarolum (**7**.22)

masculinus maschile (resina di incenso) (**1**.1)

maslardus anasarca (Francese *malard*) (**7**.37)

mastix, -icis f. mastice, resina del *Pistacia lentiscus L.* (**1**.15)

maticulata classificazione, sistema (?) (**Intro** Tr)

matorolium =mortarolum (**6**.31)

medela parola incomprensibile, probabilmente da sostituire con "rimedio" (**1**.0)

medicamentum medicinale (**Intro** Tr)

medicinalis curativo, medico (bevanda) (**Intro** Tr)

medicus dottore (**Intro** Tr)

medietas mezzo, metà (**1**.6; **7**.42; **10**.3,5,6,11)

mediocriter moderatamente (**2**.17; **6**.28)

medium centro (**1**.6; **2**.1,9; **7**.42; **8**.12; **9**.8,11; **10**.5,7,11)

medius metà (**10**.14)

medus idromele (**Intro** Tr)

mel, mellis n. miele (passim)

melangulum probabilmente arancia. Possibilmente anche cetriolo (*Cucumis sativus* – chiamato "Melangula" in Abruzzo, cf. "citranguli") ovvero anguria? (**9**.9?; **10**.7)

melanopermum granoturco selvatico (?) (**1**.15)

melcha siero di latte, latte denso, yogurt (**Intro** Tr)

mellicrattum bevanda al miele (**Intro** Tr)

melo, -onis m. melone (**1**.15)

membratim in membra <disezionato> (**2**.1,3,8; **7**.8)

membrum arto (**1**.0; **Intro** Tr)

mensura misura (**2**.4)

menta menta (**7**.4,6,71)

mica pezzo (ad esempio di pane) (**2**; **3**; **5**; **7**; **9** passim)

micer =macer (**5**.13)

milium miglio (**1**.15)

ministra brodo di verdure, minestra (**6**.13)

minnutim =minutim (**5**.5)

minutim piccolo, fine (ad esempio tagliato) (passim)

minutus piccolo (tagliato) (passim)

mirabolum = myrobalanum (cf. Plin. Nat. Hist 12, 46 and 23, 52), noce behenica, il frutto di *Moringa oleifera*, una specie di albero originaria dell'Africa e dell'India, o il frutto di myrobalan, il frutto di Terminalia chebula, una specie di albero trovata in India (**1**.15)

miscere mix (passim)

mistembec (fr.?) frittole, tipo di biscotto spritz fritto in olio caldo (possibilmente francese da *mis-en-bec*) (**4**.2)

mitere =mittere (passim)

mittere aggiungere (passim)

moderamen moderazione (**1**.0)

moderantia moderazione (**Intro** Tr)

moderatus moderato (**7**.17,44; **9**.2)

modicus moderato, misurato (**2**.1,10; **3**.1,10,11; **4**.10,11; **5**.3)

modius moggio, come misura per il vino = approssimativamente 9 litri (**1**.13,15)

mollificare ammorbidire (**1**; **5**; **7**; **10** passim)

mollis midollo (Francese: *moules*) (**3**.10)

mollis morbido (passim)

monachus monaco (**10**.5)

mondare	=mundare (**9**.19)
mondatus	=mundatus (**6**; **7**; **9**; **10** passim)
mondificare	=mondare (**4**.6)
mondus	=mundus (**2**.8; **3**.5; **5**.9; **6**.1,29; **7**.17,23; **9**.1)
montanus	montagna (**1**; **6**; **7**; **10** passim)
mora	gelsomino (**10**.11)
moretum	vino di gelsomino (**1**.16)
mortarellus	piccoli salsicciotti simili alla mortadella (ricetta in 6.12) (**6**.12)
mortarium	mortaio (passim)
mortarolum	piatto da mortaio (**7**.63,64; **10**.4)
morua	baccalà, merluzzo? (**3**.7; **7**.67)
morum	gelsomino (**1**.16; **2**.11)
mos	modo, costume (**2**.4)
movere	mescolare (**1**; **2**; **4**; **5**; **7**; **8** passim)
mulsa	dolce, "Mulsum" (**1**.19; **Intro** Tr)
mundare	pulire, sgombrare (**3**.5)
mundatus	pulito, sgombrato, sventrato (**7**.10,11,12,67; **10**.5)
mundus	pulito (**1**.8,9)
murena	murena (**3**.3)
muscata	noce moscata (passim)
muscatellus	tipo di calamaro (?) (**9**.15)
mustarda/-um	mostarda, mostarda dolce (**5**; **7**; **10** passim)
mustum	mosto, vino in fermentazione (**1**; **7**; **9**; **10** passim)
napo	ravanello (**10**.11)
nardus	spignardo (**1**.3,14,15,17,18)
nepitella	timo selvatico (**10**.10)
niger	nero (**1**; **2**; **7**; **9** passim)
nocivus	nocivo (**Intro** Tr)
novellus	nuovo, precoce (maturazione) (**6**.26,28,33,34,35)
noviter	appena adesso (**1**.6)
novus	nuovo (di quest'anno: mosto, vino), precoce (maturazione) (**1**.4,11; **5**.6; **10**.13)
nucleus	nocciolo (**1**.15)
nux, nucis f.	noce (**3**.7; **4**.1; **9**.10,16; **10**.4,5)
nux muscata	noce moscata (**1**.15; **2**.11; **5**.10,11; **7**.4,30,32,71)
oblungus	allungato (**8**.11; **9**.23)
odorifer	fragrante, aromatico (**1**; **6**; **7**; **9**; **10** passim)
oistres (frz.)	=otra (**3**.1)
oleum	olio (d'oliva) (passim)
olla	pentola, calderone (**6**; **7** passim)
olus, -eris n.	verdura (**6**.9,12,14; **9**.17)
operare	eseguire, fare (**1**.1)
operare subtiliter	stendere sottilmente (**10**.6)
ordaceus	orzo, fatto di orzo (**2**.0)
ordeum	orzo (**2**.0; **4**.1)
orificium	apertura (di una botte) (**1**.6)
origanum	origano (**1**.1)
orimum	ruta o basilico (=ocimum?) (?) (**1**.15)
os, ossis n.	osso (**2**; **7**; **9**; **10** passim)
otra	ostrica (fr. *huître*) (**3**.1; **5**.13)
ovilis	di pecora (**8**.1)
ovinus	di ovino (**2**.18)
ovis	pecora (**2**.9; **4**.1,9; **5**.6,9)
ovum	uovo (passim)
ovum exiliatum	uovo "esiliato" (**8**.16)
ovum rotatum	uovo "arrotolato" (ricetta in 8.13) (**8**.13)
oxizucara	aceto zuccherato (**Intro** Tr; **4**.4)
palea	canname, paglia (**2**.1; **7**.22)
palma	palmo (come misura) (**1**.2)

palterum	trippa (**2**.17)
pampinus	getto di vite (**1**.1)
panis	pane (passim)
pannus	panno (**2**.7,8; **7**.17; **9**.23)
pantossa	piatto con milza di maiale (**7**.61)
parare	preparare (passim)
parasis / parasidus	vedi *grana parasidi* (**2**.11,18)
parasis, -idis f.	scodella (class. *paropsis*) (**4**.10; **5**.11; **7**.18)
Parmesanus	Parmense, di Parma (**10**.6)
parrasis	=parasis (**2**.1)
pars extrema	=extremitas (**4**.5)
particulariter	individualmente (**10**.12)
partitus	diviso (**4**.5; **8**.15)
Partitus	Parto, Partico (**1**.15)
passus	vedi *uva passa* (**7**.19; **9**.3; **10**.5)
pasta	impasto per la pasta (passim)
pasta fermentata	impasto con lievito (**8**.5)
pastillum	impasto (pane piatto), torta (passim)
pastinum	crosta di pasta, torta (**9**.5,8)
patella	padella (passim)
pattella	=patella (**5**.12)
pavo, -onis m.	pavone (**7**.25,36)
pecia	pezzo, carne a dadini; un peso in 10.14 (?) (**6**.31,35; **10**.5,14)
pecorinus	di pecora (**6**.33)
pectus, -oris n.	petto (**2**; **4**; **6**; **7**; **10** passim)
pellicula	pelle (**2**.11; **3**.3,5; **7**.54,60)
pellis	pelle (**2**.9; **7**.22)
penna	piuma (**7**.60)
pentaphilon	=Pentaphyllon, *Potentilla reptans* (**1**.15)
penula	tasca di pasta (**10**.5)
perbullire	bollire fino a cottura, sbollentare (**2**.2; **6** passim; **9**.9)
percha	pesce persico (**5**.15)
percutere	tagliare finemente (**6**; **7**; passim; **10**.6)
perditus	perso (uovo) (**2**.2; **6**.17.3,23,25,28)
perdix, -icis	pernice (**2**.0,10; **7**.33)
perdutus	=perditus (**10**.9)
perforare	forare (**1**.2; **7**.29; **8**.1; **9**.23)
perfrustra	in pezzi (**3**.3,5; **7**.46)
perlavare	lavare accuratamente (**2**.1)
perminutus	molto piccolo (**2**.13)
permiscere	miscelare accuratamente (**7**.22)
pertrahere	tirare (in una forma) (**4**.2)
pes, pedis m.	piede (**1**.11; **2**.8,9,12,17; **7**.20)
petrosillum	prezzemolo (passim)
phipondula	spiraea (= filipendula) (**1**.15)
pigmentum	"Pigmentum", una salsa (ricetta in 1.18) (**1**.18)
pilare	sbucciare, schiacciare (**5**.1,7,16; **6**.29)
pinea	pinolo (**1**.15; **10**.5)
pinguedo	grasso, lardo; sedimento (del vino) (1.9) (passim)
pinguis	grasso, ricco di grasso (passim)
piper	pepe (passim)
piper longum	pepe lungo (**1**.14,18; **2**.2; **4**.5; **5**.11)
piperatus	pepato (**7**.68; **9**.7)
pipinus	=pampinus (**1**.9)
piraceum	composta di pere (**4**.6)
piretrum	pyrethrum = *Anacyclus pyrethrum* (**1**.15)
pirum	pera (**1**; **4**; **9**; **10** passim)
piscis	pesce (**3**; **5**; **6**; **7**; **9** passim)

pistare	pestare, schiacciare (**5-10** passim)
pistellum	pilone (**5**.8,9)
pistus	schiacciato (**10**.3,4)
pisum	piselli (**2**; **5**; **6** passim)
pleiz (fr.)	platessa (tipo di platessa o sogliola?) (**3**.6)
pluma	piuma (**7**.22)
plumare	spennare (**2**.8)
plumbatus	plumbato, sigillato con piombo (**2**.4; **5**.3)
polipodium	polipodio (un tipo di felce=polipodium) (**1**.15)
pollex, -icis m.	pollice (**8**.11)
pomaceum	composta di mele (**4**.6; **5**.1)
pompa	pompa (**10**.6,9)
pomposus	pomposo (**10**.7)
pomum	mele, anche gnocchi (10.3) (passim)
pomum granatum	melograno (**Intro** Tr; **2**.0)
ponderosus	pesante (**1**.0; **10**.12)
pondus	peso (**1**.12)
ponere	aggiungere (passim)
porcellanus	vedi *rapa porcellana* (**6**.7)
porcellus	porcellino (**2**.12,18; **7**.36)
porcinus	di maiale (passim)
porcus	maiale (**2**; **4**; **5**; **7**; **10** passim)
porcus silvestris	cinghiale (**2**.16)
poreta	verdura, porro (**Intro** Tr; **5**.0,3,4)
porrus	porro (**2**.9; **6**.42; **7**.39; **10**.12)
potatio	bevanda (**1**.18,20)
pottus	pentola (**1**; **2**; **4**; **5** passim)
potus	=pottus (**1**; **2**; **4**; **5** passim)
potus	bevanda (**1**.0; **Intro** Tr)
prebullire	precuocere, sbollentare (**5**.3)
preliare	combatere (**10**.9)
preparare	preparare (**5**.21; **6**.6,7,29,39)
preservare	preservare, mantenere fresco (**1**.1; **2**.17; **3**.2)
presucum	prosciutto (**10**.6,10)
presumere in camino	appendere nel camino (**2**.18)
proicere	aggiungere, versare (**4**.2; **6**.18; **7**.33,64; **8**.4; **9**.25)
promittere	=permittere (**5**.12)
protrahere	formare (**4**.2)
provincialicus	nello stile della Provenza (**7**.4)
provocare	stimolare (l'appetito) (**2**.11; **4**.0)
pruna	carbonella, braciola (**2**; **7**; **9**; **10** passim)
prunum/-a	prugna (**7**.19; **9**.2)
pullus	pollo (**2**; **4**; **6**; **7**; **10** passim)
pulmo	polmone (**2**.6; **7**.50)
pulpa	carne (**6**.12; **9**.11,23)
pulpus	polipo (**9**.14,16)
pulverizare	macinare, polverizzare (**1**; **7**; **8**; **9** passim)
pulvis (specierum)	polvere di spezie (**1**; **2**; **4**; **5**; **7** passim)
punctorium	spiedino (**8**.10)
purgare	pulire (**4**.1,7)
purgatio	purificazione (**1**.1)
purus	pulito, puro (**3**.1; **4**.1)
putrefieri	rovinarsi, marcire, sviluppare un cattivo odore (**1**.7)
quadragesima	quaresima (**6**.3,27)
quadratus	quadrato (**8**.10)
quantitas	quantità (**6**; **7**; **8**; **10** passim)
quartarius	quarto, approssimativamente 0.14 litri (**1**.8,12,17; **2**.6)
quercus	quercia (**1**.1)
quiescere	riposare (**6**.36)
racemus transmarinus	racemus transmarinus = uvetta (**2**.0)
radix, -icis f.	radice (**1**.7; **3**.0; **5**.13,15; **6**.22; **10**.11,12)
rafanus	ravanelli (**10**.12)
rapa	rapa (**6**.7; **10**.11,12)
rapa porcellana	barbabietola (**6**.7)

rapella	ravanellino (**4**.7)
rarus	grosso (stoffa con grandi buchi) (**2**.7)
rata	milza (fr.: *rate*), membrana della milza, un tipo di budello per salsiccia (**7**.42,61,62,64; **10**.4)
ratta	=rata (**7**.42,61)
raviolus/-a	ravioli (un tipo di pasta ripiena di formaggio o carne) (**7**.54,56,60; **10**.3,5,6,9)
rax	razza (fr.: *raie*) o un tipo di squalo (?) (**3**.5)
recens	fresco (passim)
recipere	prendere; ricevere (**7**.25) (passim)
recludere	chiudere (**5**.13)
redactus in pulverem	macinato, polverizzato, ridotto in polvere (**1**.1,9)
reddactus in pulverem	s. *redactus in pulverem* (**1**.1)
remedium	rimedio (**1**.0)
remotus: a remotis	non troppo vicino al fuoco (**2**.1,2,8,10; **5**.2)
removere	rimuovere, togliere (**2**.4,11; **4**.2,8,9,10,11; **5**.6,9; **7**.3,29,47; **8**.1; **9**.11; **10**.6)
ren	rene (**2**.13,18)
reperire	trovare (**2**.18)
replere	riempire (**1**.20; **2**.2,11)
repletus	ripieno (**2**.1)
reponere	rimettere, riporre (**4**.9; **6**.22,36; **7**.18,29,37)
reservare	conservare, preservare, mantenere fresco (**1**.2; **3**.2; **6**.28; **7**.11; **9**.16; **10**.3,4,5)
residuum	residuo (**10**.5)
residuus	residuo (**10**.5)
resistere	moderare (salsedam = il sapore salato) (**2**.4)
restringere	cuocere rigido (**7**.21.1)
revolvere	girare (su una griglia), girare (in padella) (**5**.2; **9**.13)
riparia	riva del fiume, "avis de riparia" = uccello acquatico (**7**.37)
risum	riso (**2**.0; **4**.1,4,9; **7**.17,18,47)
robustus	robusto (**2**.0)
roches (fr.)	razza (pesce) (**3**.9)
romania	pasto a base di succo di melograno (arabo *rumman*) (**7**.14)
Romanus	Romano (**6**.5)
ros marinum	rosmarino (**6**.12; **7**.4,6; **9**.11,16)
rosa	rosa (**1**.13)
rosaceus	vedi *aqua rosacea* (**7**.24; **9**.5,6,7,8,15,25)
rosatus	rossastro, rosato (**1**.13; **Intro Tr**)
roseatus	vedi *aqua roseata* (**7**.28)
roseus	rosa, simile a una rosa (**4**.2)
rotatus	vedi *ova rotata* (**8**.13)
rotula	dischetto (rotondo) (**2**.4,9,11,12; **4**.5; **5**.20)
rotundus	rotondo (**1**.1; **4**.2; **8**.11; **9**.23; **10**.4)
rubedo	rossore (**3**.11; **8**.12)
rubeum (ovi)	giallo d'uovo (**1**.1; **7**.32,35,38,63)
rubificare	dare colore rosso (**10**.11)
rubus	cespuglio di more (**1**.16)
rumbus	rombo (pesce) (**3**.2)
rumpi	rompersi (**2**.2)
rungra	grongo (**3**.7)
safranum	zafferano (passim)
sagimen	strutto (**2**; **4**; **5** passim)
sal	sale (passim)
sal commune	sale comune (**1**.3; **1**.8)
sal gemme	salgemma (in contrapposizione al sale marino) (**1**.15)

salcicia — salsiccia (fr.: *saucisse*) (**6**; **7**; **9**; **10** passim)

salire — salare (**3**.2)

salix — ramo di salice (**2**.18)

sallomoria — salamoia (**7**.33)

salmo, -onis m. — salmone (**3**.2)

salsa — salsa (passim)

salsa camelina — *Camelina* (salsa), salsa di cannella e pepe ((ricetta in 5.11 and 7.70) (**2**; **3**; **5** passim; **7**.70)

salsa viridis — salsa verde con prezzemolo e menta o salvia (ricetta in 5.10 and 7.71) (**2**; **3**; **4**; **7**; **9** passim)

salsamentum — salsa (**Intro** Tr ; **2**; **5**; **8** passim)

salsare — salare (**2**; **6**; **7**; **8**; **10** passim)

salse/salsis — =salcicia (**2**.9)

salseda — sapore salato (**2**.4)

salsiola — salsicciotto (fr.: saucisse) (**10**.3)

salsucia — =salcicia (**2**.18)

salsum — carne salata (**6**.29)

salsus — salato (**3**.2)

salvia — salvia (passim)

salviatus — con salvia (**1**.13)

sambucus — sambuco (**8**.7,12)

sanamunda / sanamenda — benedettina (Sanamunda: *Geum urbanum L.*) (**1**.7,8)

sanguineus — irrequieto (**Intro** Tr)

sanguis, -inis m. — sangue (**1**; **2**; **7** passim)

sapa — sciroppo d'uva (**Intro** Tr ; **1**.19; **5**.12)

sapor — sapore, condimento, salsa (**1**; **2**; **7**; **8**; **9**; **10** passim)

saporosus — gustoso, saporito (**2**.2,11,13; **3**.9; **4**.5,6)

sarda — sardina (**9**.10,11,13)

sardella — acciuga (**9**.11,12,13)

sarraceni(c)um — brodo saraceno (ricette in 7.8 e 9.3) (**7**.8; **9**.3)

sartago, -inis m. — padella (**2**; **5**; **6**; **7**; **8** passim)

satis — abbastanza, sufficiente (**1**.6; **2**.2; **3**.5; **4**.5; **7**.26)

scabetia — pesce con uvetta, prugne e mandorle (ricetta in 9.2) (**9**.2)

scalonia — scalogno (**7**.39)

scama — squama (**9**.1)

scamare — squamare (**9**.8)

scapeta — =scabetia (**9**.2)

scutella — scodella, piatto fondo (passim)

scutellare — scodellare , servire in scodelle, (**7**.11,12)

semen — seme (**1**.15; **7**.51; **9**.24; **10** passim)

semi — mezzo (**1**.18)

semicoctus — semicotto (**7**.38)

seminatum — con semi (vino) (**1**.15)

semotim — separatamente (**10**.6,12)

senapi — =sinapi (**10**.13,14)

sentire — sentire di (**4**.1)

separatim — separatamente, singolarmente (**8**.15,16)

separatio — separazione (**2**.2)

serpens — serpente (**10**.9)

serpillum — timo selvatico (*Thymus serpyllum*) (**10**.10)

servare — conservare, servire (**1**.16,19; **3**.8; **10**.1,13)

seta — seta (**7**.11)

sextarium — sextario, una misura (approssimativamente ½ litro) (**1**.9,13,14,16,17,18)

siccus — asciutto, secco (**6**.38; **7**.8)

sil montanum — sedano montano (*Seseli montanum*) (**1**.15)

siligo, -inis f. — grano (**2**.0)

silium   psyllium, sedano (gr.: seli-non) o sedano montano (?) (**1**.15)

silvestris   selvatico (**7**.28,43)

simula   semola, semolino (?) (**8**.3)

sinapi   senape (**5**.12)

sipia   calamari, seppie (**9**.16,17)

sobra   brodo di carne con prezzemolo (**5**.18)

solarium   strato, per solaria: stratifi-cato (**7**; **10** passim)

solidus   solida (pasta) (**10**.6)

sopa   minestra, zuppa (fr.: *soupe*) (**6**.28)

sorbitium   minestra di uova (ricetta in 4.10) (**4**.2,10)

souet (frz.)   =sulta (**2**.17)

sparagum   asparago, probabilmente asparago verde (**1**.15)

sparasium   asparago, probabilmente asparago bianco (dialetto veneziano: *sparasi*) (**1**.15)

spargere   spargere, cospargere, spruzzare (**6**.27,28; **7**.7,25,43,52; **8**.1; **9**.2,8)

spatula   spalla (**7**.42)

species   spezie (principalmente secche) (passim)

sperma, -atis n.   = semen Alexandrinum, assenzio (Santonicum) (**1**.15)

spica cardamomi   punta di cardamomo (**7**.41)

spica celtica   nardo celtico (**1**.15)

spica de aleis   spicchio d'aglio (**5**.10)

spica nardi   punta di nardo (**1**.3,14,15,17,18)

spica palee   canna, cannuccia (**2**.1)

spicum   spiedo (**7**.20,21; **9**.15)

spina dorsi   spina dorsale (**2**.8,13,18)

spina nigra   prugnolo (**1**.7)

spinae   lisca (**6**.12; **9**.11,23,26)

spinargia   spinaci (**6**.11; **9**.10)

spissare   addensare, legare (**7**.12)

spissitudo   densità, viscosità (**1**.19)

spissus   denso, viscoso (**5**; **6**; **7**; **9**; **10** passim)

splen, -is n.   milza (**2**.18)

spola anseris   penna d'oca (**2**.2)

spuma   schiuma (**1**.9)

spumare   schiumare (**9**.1; **10**.13)

squernantus   class. *schoinuanthos* o *squinantus*: citronella, erba di cammello (*Andropogon citratum*) (**1**.15,17)

stamen, -inis n.   panno, setaccio (**7**.11; **9**.1; **10**.14)

stomacus   stomaco (**2**.11,12,17,18)

strangulare   strangolare (un'oca) (**2**.8)

strictus   stretto (**6**.14)

suaviter   lentamente, con cura (**7**.40)

submergere   coprire (con acqua) (**2**.17)

subtilis   sottile (passim)

succus   succo (**7**; **9**; **10** passim)

suere   cucire (**7**.48)

suffocari   suffocare (**7**.29)

suffrigere   friggere, saltare (**6-10** passim)

sulta   gelatina (fr.: *souet*) (**2**.17)

sumachia   brodo di sommacco (**7**.10; **9**.4)

sumacum   sommacco (**7**.10,11; **9**.4; **10**.11)

sumere   prendere (**Intro** Tr; **1**.0; **7**.69)

summitas   cima, punto più alto (**7**.20,28)

superaspergere   cospargere sopra (**5**.2,3)

superfluus   eccessivo, superfluo (**Intro** Tr; **5**.1; **9**.2)

superfundere   versare sopra (**3**.6)

supericere   versare sopra (**2**.11)

superponere   aggiungere sopra, cosparge-re sopra (**5**.9; **6**.27; **7**.17,18,41,61; **8**.9)

supponere	aggiungere, mettere sotto (**2**.13; **7**.8,13)
suspendere	appendere (**2**.8,18; **7**.50)
synapi	=sinapi (**2**.15; **3**.7)
syrupus	sciroppo (**Intro** Tr, **4**.2)
tabula	tavolo, tavola, tavolone (**2**; **4**; **6**; **7**; **10** passim)
tarta	=torta (**5**.14)
tartarum	tartaro cremor di tartaro (principalmente tartrato di potassio e tartrato di calcio) (**1**.9)
taxillum	bastone (**7**.26; **8**.2)
tencha	orata (**3**.8; **5**.15)
tener	tenero (**2**.2,13; **6**.17.2,18; **9**.10)
tenuis	sottile (**2**.11; **8**.10; **10**.7)
tepidus	tiepido (**4**.2; **6**.21,28,36)
terere	schiacciare, macinare (passim)
terra	terra (**2**.7)
terreus	terroso, di terracotta (**2**.4)
testa	=testum (**7**.61)
testudo	tartaruga (**9**.18)
testum	ciotola di terracotta, coperchio di terracotta (**7**.23; **10**.6)
Theutonicus	tedesco (**7**.6; **10**.12)
thimum	timo (**1**.15)
thus	resina d'incenso (**1**.1)
tibia	(parte inferiore della) gamba (**2**.1,2)
tiella	tegola (**10**.8)
tinca	=tencha (**10**.13)
tinella	=tunella (**1**.8)
tiolla	=tiella (**10**.8)
tisana	tisana (bevanda) (**2**.0)
tollere (ab igni)	rimuovere (dal fuoco) (**9**.9)
tomacellus	salsicciotto (**6**.12)
tonia	trota (**6**.37)
torcular	torchio per il vino (**1**.11,20)
torrefacere	arrostire (**9**.16)
torta	torta (fr. *tarte*) (**7**.56; **10** passim)
tortella/-us/-um	pasta, sfoglia (**7**.54; **8** passim; **10**.7)
tractatus	trattato (**Intro** Tr; **1**.20)
trahere (e vaso)	estrarre (dal contenitore) (**7**.18)
transmarinus	vedi *racemus transmarinus* (**2**.0)
transversus	trasverso (**4**.4; **9**.2,23)
trapa	"grotta", tra due scodelle di terracotta (**2**.4,6; **3**.3,8; **5**.14)
tria ianuensis	piatto di cipolla genovese, contorno con cipolle e formaggio (ricetta in 7.66) (**7**.66)
tribulare	battere, mescolare, trifolare (uova) (**8**.18)
trilla	triglia (**9**.16,17)
tritare	=terere (**2**.3)
triticum	grano (**1**.12; **4**.2,9; **5**.1,2,6)
Trivisinus	di Treviso (**6**.41)
troita	trota (fr. *truite*) (**9**.8)
trufare	truffare, fare un imbroglio, ingannare (**7**.29)
truli	piatto a base di interiora (**7**.49)
truncare	tagliare, trinciare (**2**.8,18; **5**.3; **7**.18,26)
tumacellum	=tomacellus (**6**.12)
tunella	botte piccola (**1** passim)
turbidus	torbido (**1**.3)
turbita	Athamanta turbith, tipo di carota (**1**.15)
turso, -onis m.	stelo (**6**.1)
tysana	=tisana (**Intro** Tr)
ultramontanus	a nord delle Alpi, nord europeo (**7**.17)
uncia	oncia, circa 27-30g (**1** passim; **2**.11; **10**.7,14)

uncus	gancio da macellaio (**2**.8)
unguere	ungere (**7**.46; **10**.6)
uva	uva, acino d'uva (**1**; **7**; **9**; **10** passim)
uva sicca	uva passa (**7**.8; **9**.2)
vaccinus	di manzo, di mucca (**7**.24,39,59,68)
vas, vasis n.	recipiente (**1**; **6**; **7**; **10** passim)
venter	ventre, pancia (**2**; **6**; **7**; **10** passim)
ventosus	coppa di ventosa (**1**.5)
ventresca	ventresca, pancetta (**7**.42,54,63)
ventus	aria (**7**.22)
verberare	battere, colpire (**7**.40)
vermiculus	tipo di pasta (?), vermicelli (?) (**8**.3)
vertere	girare (lo spiedo) (**4**.12)
veru	spiedo, spiedino (**2** passim; **3**.3; **5**.2; **7** passim)
viella	violino, viola (**10**.7)
vindemia	vendemmia (**1**.4,11,13,19)
vinum	vino (passim)
virgula	asta (**1**.3,9)
viridis	verde; vedi anche *salsa viridis* (passim)
vitellum (ovi)	tuorlo d'uovo (**2**; **4**; **5**; **7** passim)
vitis	vite (**1**.1)
vitium	difetto (**1**.7,11)
vitulum	vitello (**7**.27,40,57)
volatilis	pollame, uccello (**7**.0)
volvere	girare, mescolare, avvolgere (**6**.36; **7**.54; **9**.13)
xilobalsamum	probabilmente legno del balsamo, legno di balsa (=xylobalsamum) (**1**.15)
xylocacia	legno di acacia (?) (**1**.15)
ysopus	issopo (**2**.2,4,6,9; **4**.5)
yspanicus	=Hispanicus (**7**.9)
ytalicus	italiano (**1**.1,12)
zenulum	un frutto o elecampane (*Inula helenium L.*)? (**9**.2)
zinziber	zenzero (passim)
zinziberatus	con zenzero (zucchero?) (**10**.7)
zucarum	zucchero (zucchero di canna) (**4**.1; **6-10** passim)
zucarum rosaceum	zucchero alle rose (**10**.7)
zynziber	=zinziber (**7**.17)